糖尿病をすばらしく生きる マインドフルネス・ガイドブック

—ACT《アクト》によるセルフヘルプ・プログラム—

（アクセプタンス＆コミットメント・セラピー）

著

ジェニファー・A・グレッグ
グレン・M・キャラハン
スティーブン・C・ヘイズ

監訳

熊野宏昭
野田光彦

星　和　書　店

Seiwa Shoten Publishers

2-5 Kamitakaido 1-Chome
Suginamiku Tokyo 168-0074, Japan

The Diabetes Lifestyle Book

Facing Your Fears & Making Changes for a Long & Healthy Life

by

Jennifer A. Gregg, Ph.D.
Glenn M. Callaghan, Ph.D.
Steven C. Hayes, Ph.D.

Translated from English

by

Hiroaki Kumano, M.D., Ph.D.

and

Mitsuhiko Noda, M.D.

目次

はじめに

ようこそ！　この本を手に取ったあなたは、糖尿病患者でしょうか。それとも、誰か糖尿病の知り合いがいたり、愛している人が糖尿病だったりするのかもしれません。もしかしたら、あなたか、あなたの友人や大切な人が糖尿病になる危険を抱えているのかもしれません。とりあえず、あなたがこの本を選ばれた理由が何であれ、われわれはあなたに「ようこそ」と言いたいのです。というのも、この本を手に取られたことは、糖尿病とともに、生き生きとした人生を送るにあたっての初めの一歩となるからです。

まず初めに言っておきたいことは、あなたは一人ぼっちではないということです。約2千万人のアメリカ人が糖尿病に罹患しており（訳注：2011年の日本では1067万4320人）、さらに4100万人が境界型――つまり糖尿病に進展する可能性がきわめて高い状態にあるといわれています[5]。自分が糖尿病にかかっていたり、糖尿病になるリスクを抱えていたりする、ということを知ってしまうことは、あなたの生活を一変させてしまう体験であるに違いありません。多くの人は、こういった生活の変化を「喪失」そのものであると受けとめます。チョコレートケーキやアイスクリームサンデーを奪われること、ソファーに寝そべって過ごすダラダラした毎日を奪われること、そして失明や下肢切断のように身体機能が失われる可能性にさらされていることだと受け取るのです。つまり、日々の食事や自分自身の身体とのかかわり方に無関心ではいられなくなるということです。でも、今はちょっと信じられないかもしれませんが、糖尿病になることで得られるものもあるのです。実際、糖尿病になった人の中には、糖尿病になること自体が、彼らにとって本当に価値ある人生をスタートさせるために必要な目覚まし時計の役割を果たした場合もあります。つまり、このような人たちの内面では、ただ存在しているだけの人生が、真に生きるべき人生へと変化したのです。

糖尿病は他の病気とは違う？

あなたと糖尿病の関係がどのようなものであれ、糖尿病は、世界で人々を脅かしている他のたくさんの病気とは違う、ということはおそらくもうご存じでしょう。他の病気と違う糖尿病の特徴として最たるものは、治療上求められる自己管理の比率がとんでもなく大きいということでしょう。糖尿病は、一年に一度や二度の通院で主治医が治してくれるといった類の病気ではありません。治るまで薬を飲んでいればよいといった病気でもありません。糖尿病になると、日々の食事や運動、自己管理の仕方を大幅に変更することを求められます。これはあなたのものの見方や行動、感情、そして配偶者や友人、家族とのコミュニケーションにも影響を与えるかもしれませんし、最もプライベートな性的な問題にさえ影響を及ぼすかもしれません。実際、生活のすべての局面が糖尿病によって変化し、糖尿病をコントロールするためには膨大な熱意、スキル、訓練――われわれの多くに欠けている生活必需品――が必要であるということなのです。

このようにコントロールすべき項目が膨大であることに加え、糖尿病が他の病気と一線を画しているもう一つの要因は、糖尿病には合併症があるという事実です。糖尿病の合併症は高血糖や低血糖によって引き起こされ、糖尿病そのものよりも重篤な健康問題を引き起こします。逆にいうと大多数の人は、血糖値が正常付近にコントロールされていさえすれば、糖尿病があっても数十年の間、苦しみに満ちた糖尿病の悪影響にさらされることなく人生を送ることができるということです。

こういった状況下では、強いストレスがかかります。さらに厄介なことには、生活を送るうえでの一般的なストレスそのものだけでなく、このストレスにあなたがどのように向き合うかによっても、血糖値が左右されるということです。ストレスが血糖値を変動させる理由については、さまざまなメカニズムが影響しているといわれています。しかし最も重要なことは、効果的な対処法を使うことで糖尿病をよりよくコントロールできるのであれ、ストレスをうまく切り抜ける対処法が血糖値やその他の身体面に直接的な影響力を持っているのであれ、どちらにしても、日常生活の中のストレスにどのように対処するかが、血糖のコントロールに大きく関係することがわかっているということです。

まとめると、あなたがおかれている状況は以下のようになります。

1. あなたは、あなた自身が先頭に立って治療に責任を負うべき慢性疾患にかかっています。
2. この病気のコントロールはたいへん煩雑です。
3. もしこの病気をうまくコントロールできないでいると、生命の危険を伴うような合併症が進行する場合もあります。
4. このような現状はたいへんストレスフルです。しかし、ストレスを感じすぎてもいけません。というのもストレスが事態をよりいっそう悪化させるからです。

感情にうまく対処する

このように糖尿病には特徴的な要素がたくさんあるので、多くの人にとっては、糖尿病をうまくコントロールしていくのは手に余ると感じられるかもしれません。「こんな病気はどこかへ行ってしまえ」と願ったり、診断ミスに違いないと考えたりしたくなるのも無理からぬことです。あなたがおかれた現状に、うまく対処していくことができないかもしれません。というのも、あなたは糖尿病と診断された前後で、何の違いも「感じる」ことがないからです。糖尿病が仕掛ける残酷なトリックの一つは、診断の前と後とであなたの身体になんら変化が起こっているようには感じられないことが多々あるということです。

多くの人たちは、糖尿病であるとわかったとき、さまざまな感情に襲われます。恐れや悲しみ、罪悪感、憤りなどです。こういった感情をうまく処理していくために、人は病気について考えないようにしたり、病気がとにかくどこかへ消え去ってしまうように望んだりして、病気の存在を否認しようとします。しばしば診断を受ける前と同じような食事や行動を続けます。そして友人や家族が自分の行動に対し意見を言ったり忠告したりしないように牽制《けんせい》します。別に意外なことではないと思いますが、このような行動をとることによってしばしば血糖値のコントロールは悪化します。そしてそれは病気を否認している期間の長さに比例して、結局は血管や臓器にダメージを与えることにつながるのです。臓器障害が顕在化するときには、さらなる恐れや悲しみ、罪悪感、憤りを伴うことが多く、それによって状況をさらにいっそう耐え難いものにしてしまいます。このパターンは糖尿病患者では珍しいものではありません。そしてその悪循環が糖尿病患者を身動きのとれない状態にし、病気をきちんとコントロールできなくさせてしまうのです。

この本は、このような蟻《あり》地獄から抜け出す方法について書かれています。この本はあなたが、悪循環が起こっていることを認識し、有効な解決策を見出せるよう援助するためのものです。糖尿病も含め、さまざまなテーマに関するたくさんの自己啓発本は、自分の体験する恐れや悲しみ、罪悪感、憤りといった感情を和らげたり、消したりしてしまえるような方法を、あなたが見つけ出すことができるよう意図して書かれています。というのも、もしこのような感情を悪循環の外に追い払ってしまえれば、そこには否定すべきものは残らず、問題も解決されるという信念に基づいているからです。実際、多くのアプローチでは恐れを動機づけ因子に変えて利用し、その後恐れを振り払うように導き、最終的には糖尿病をコントロールするための行く手に恐れが立ちはだからないようにすることを目的としています。

しかしながら、そのようなアプローチ法で見落とされていることは、「糖尿病とは恐れや悲しみ、罪悪感、憤りを感じさせるものである」という事実です。われわれは、「糖尿病に対してそんな感情を抱くべきではない」などと諭《さと》そうとは、夢にも思っていません。なぜなら、糖尿病は実際恐ろしいものだから――糖尿病はときとして、どんな健全な人でもそれに直面すれば悲しむに違いない「喪失」を引き起こすものだからです。そこには、あなたが糖尿病になったことに対し罪悪感を覚えることを選ぶことも含まれるわけですが、周りの人たちはしなくてもよい厳格な食事制限をあなたはしていることに対し、ときに憤りを感じてもそれはまったく自然なことです。そこで、そういった自然な感情を感じないように説得したり、まるで高血糖や低血糖を正常化するために気持ちを修正するようにしなさいと言うのではなく、「ありのままの感情を抱きながら、なおかつ糖尿病を上手にコントロールしていく」ための方法を「あなたが」見つけ出すお手伝いをすることが、この本の目的なのです。

「だけど、ちょっと待って」と、あなたは言うかもしれません。「もしそういった感情をすべて抱え込んだままでいたら、私は確実に感情に飲み込まれてしまって、糖尿病を治療するうえで無用に心を乱されてしまうのではないかしら！」。この思い込みは、感情が行動の唯一の原因であるとあなたが考えていることを意味しています。また、その感情が圧倒的に嫌な感情であった場合、その感情を回避することに全力を尽くす以外に方策がないことをも意味しています——たとえそれが糖尿病であるということからも同時に回避することであったとしても。この本を通じてわれわれは、それらの感情をわきあがってくるがままに受けとめながらも、その感情があなたの糖尿病を治療しようとする能力までも奪うほどには力を持ってしまわないようコントロールするという課題に、焦点を当てていきたいと考えています。

アクセプタンス&コミットメント・セラピーによるアプローチ

この本は、アクセプタンス&コミットメント・セラピー（Acceptance and Commitment Therapy：ACT《アクト》）に基づいて書かれています。ACTとは人間が誰しも直面する悩みや苦しみに対する革新的なアプローチ法です。このアプローチ法はスティーブン・ヘイズ博士とその共同研究者らによって1999年に生み出されたものですが[11]、今まで人々がなんとかして避けようとしてきた厄介な考えや感情を受け容れることができるように手助けしようとする方法です。この治療法は、感情や考え方そのものにではなく、そのような感情や考え方を避けようとする回避に注目し、人が人生においてその人にとって価値のある選択を行えるよう手助けしようとするものです。

「それはどういう意味？」とお尋ねになるかもしれません。つまり、本質的には、糖尿病に対するACTアプローチ法は、世界中のさまざまな自己啓発・自助グループにおいて利用されている「ニーバーの祈り（Serenity Prayer）」の中でも、糖尿病に関連することに焦点を当てたものです。「変えることのできるものについて、それを変えるだけの勇気をわれらに与えたまえ。変えることのできないものについては、それを受け容れるだけの冷静さを与えたまえ。そして、変えることのできるものと、変えることのできないものとを、識別する知恵を与えたまえ」。厄介な考えや感情がそこにあるときに、それらをどのようにして受け容れていけばよいのか、そしてその一方で、あなたが事実コントロールできること――つまりそれはあなたの行動なのですが、特に糖尿病の運動療法や食事療法、必要なら薬の内服やインスリン療法を行うこと、そして血糖自己測定といった行動を変えていくこと、そしてその結果、糖尿病があっても長く生き生きと人生を送ることができるようになるための複雑な課題を学ぶことができるように、われわれはあなたの道案内をしていくつもりです。

この本が生まれた背景と使用方法

この本の核となる部分が形作られたのは数年前のことです。サンフランシスコの湾岸地区にある低所得者向け健康管理クリニックにおいて治療を受けていた、２型糖尿病患者の素晴らしいグループにこのアプローチを利用し始めました。その健康管理センターに通院していた男女はそれぞれ、失業や子どもの養育問題、家庭問題、不法移民問題や貧困などの困難な状況を抱えており、それらすべてが、それだけでも十分複雑な課題である糖尿病の治療を、さらに困難なものにしていました。彼らは、まったくばらばらな文化的背景を持ち、糖尿病や糖尿病に対する自身の感情をどのようにコントロールすべきかについても、きわめて多様な考えを持っていました。われわれは、ACTが本当に有効であるかどうか試す作業を、こういった人々から始めました。それというのも、われわれは、もしこのような困難な状況にある人を、生活に立ちはだかるあらゆる外圧がかかる中でも糖尿病を受け容れ、コントロールできるように手助けすることができれば、そのときこそ本当に何かを得ることができるはずだと信じたからです。

そして、われわれは成し遂げたのです。この研究は小規模で、さらなる検討の積み重ねが必要でした。しかしながら、われわれは、一般的な糖尿病教育が施された患者と比較し、ACTを行った患者の多くにおいて、3カ月という短期間に劇的に血糖値が改善し、運動療法や食事療法、血糖自己測定の実施において高い実施率を達成したという結果を得ました。(8) 患者らは、糖尿病に対しさまざまな感情や考えを抱いていることを認めましたが、それでもなお、われわれのトレーニングに出合う前よりはずっと良い自己管理状態を維持することができたのです。この成果は、研究を実施している間に、米国における主要な死因のうち、糖尿病による死亡が7位から6位に上がったことを考えると、特に重要に思えます。

このACTのアプローチ法を、可能な限り多くの糖尿病患者と分かち合わねばならない緊急度が、さらに強まっているのです。

この本を読み進めていく中で、われわれの研究に参加してくれた患者たち、そして数年間にわたってわれわれが治療してきた数え切れないほど多くの糖尿病患者と同様の体験を、あなたも体験できることを願っています。われわれは、患者の持つ知恵からたくさんのことを学んできました。そしてこの本を、あなたにとってもその知恵が役に立つようにするためのロードマップとして構成しました。

この本からできるだけ多くの利益を得てもらえるように、あなたがこの本を読むにあたって二つのことを提案したいと思います。初めてこの本をお読みになる方には、読み進めながら、得た知識をひとまとめにして書きとめ、記録しておくための糖尿病用のノートを用意することをお勧めします。そうすれば、特に重要に感じた、覚えておきたいことを書きとめておくことができるだけでなく、この本の中にたくさん出てくる役に立つエクササイズや個人個人に対応した計画立案ツールに対して、あなたの出した答えや、立てた目標を一カ所にリストにしてまとめておくことができるからです。覚えておいていただきたいのは、この方法は、あなた自身の考え方や感情と特別な関係を持つ方法に基づいた糖尿病治療へのアプローチ法だということです。そのため、この内省的な方法の長所を最大限引き出すためには、それ相応に考えたことや感情を書き出していく必要があることになります。

また、あなたがこの本から得たアイデアや糖尿病の治療計画を、人生をともにしている人たちと話し合ってみることをお勧めします。そのように体験を共有すれば、この本で扱う考え方のいくつかを明確にするのに役立つと同時に、周囲の人たちから、糖尿病とともに素晴らしい人生を生き抜くための最大限の援助が得られるようになるでしょう。

パートI

出発点

第1章 糖尿病の何が問題なのでしょうか?

ヘンリーは59歳の既婚男性で、2型糖尿病と診断されたばかりです。最近までコンピューター会社に勤務していましたが、このところひどく調子が悪く、疲れを感じるようになってきたので、会社を早期退職し、輝きに満ちた第二の人生を妻とともに楽しもうと決めていました。糖尿病と診断されたとき、ヘンリーはすぐさまずいぶん前に亡くなった父親のことを思い出しました。ヘンリーの父親は、人生の終盤をひどい足の痛みと視力低下に悩まされながら過ごしたのですが、その原因というのが糖尿病で、彼の父親は決して血糖値を良好にコントロールするための療養を行うということがなかったのです。結局父親は糖尿病がもとで、脳卒中を起こして突然亡くなってしまったのでした。ヘンリーは、父親と同じ宿命を背負うことになったと考えるだけでとても耐えられないと感じ、重いうつ病になってしまいました。家から出ることもなく、以前は楽しんでやっていたこともやめてしまい、「一向にかまわんさ。どうせ親父を死なせたのと同じように、この糖尿病は私を殺してしまうんだから」などと言うようになりました。

ヘンリーの妻は、ついに彼を医師のところに連れて行き、糖尿病を治療するためにはどうすべきか、そして糖尿病に立ち向かうためにできることを見つけ出すにはどうしたらよいのかを話し合いました。主治医はヘンリーに薬を処方し、定期的に運動すること、ときどき血糖値を自己測定すること、糖分や塩分・脂肪分を控えめにした食事をとることをアドバイスしました。さらに主治医はヘンリーに、ひどいストレスや落ち込みを感じないようにしなくてはいけないと言いました。ストレスや落ち込みは高血糖と関連していることがわかっているので、治療上避けなくてはならないと言われたのです。これを聞いたヘンリーは、糖尿病がストレスに感じられるとしたら、考え込みすぎないように一生懸命頑張り、糖尿病でひどく取り乱したり、悲しんだり、怒ったりしないようにすると主治医と約束したのでした。

糖尿病はたいへんな病気

ヘンリーのおかれた立場は、彼に限った特別なことではありません。糖尿病の原因となるもの（これについては第2章で詳しくご説明します）のために、糖尿病と診断を受けることで、同じ病気で苦しんだ、愛する人の記憶を思い出したり、体重が増えすぎたことに恥と罪悪感を感じたり、糖尿病の診断が余命や人生の質にどのような意味を持つのかを恐れたりといったことがしばしばあるからです。

そのうえ、最初に診断を受けてすぐに、糖尿病になった人は即席の「健康フリーク」になるよう指導を受けます——具体的には、他の人にはついていけないような食事制限を守ったり、定期的に運動したり、血糖値が高くなりすぎたり低くなりすぎたりしないように定期的に眼を光らせる、といったことをするように指導されるのです。このように長期間にわたって行動することは、それだけでも十分に困難なことですが、２型糖尿病に罹患した人の多くは、長い間このような「健康フリーク的」行動には見向きもしないできたその後で、糖尿病の診断を受けるのです。２型糖尿病と診断された人のうち、糖尿病が進行する前から定期的な運動をしたり食事に気をつけたりしていた人は、ほとんどいません[21]。したがって、糖尿病と診断されると複雑で困難きわまりない新しい日課を受け容れなければならないだけでなく、ほとんどの人は、長い間定期的な運動習慣など持たなかった、その身でそうした新しい習慣を受け容れなければならなくなるのです。

糖尿病はいろいろな感情とともにやってくる

ヘンリーのように、多くの人が最初の診断によって打ちひしがれ、この気持ちはその後数カ月も、数年間も続くことがあります。いったい、そうならずにいられるでしょうか？　これから先ずっと続く病気になってしまったこと、そしてそれがさまざまなタイプの健康問題に影響を及ぼすと宣告されること自体に、圧倒されてしまうのです。しかし多くの人にとって、さらに大きな打撃になるのは、以下に述べるような「話の続き」によって、糖尿病になった人がたいへんな責任を負わされることになるからです。それは、患者であるあなただけが、臓器障害によって身体の不調が生じたり、寿命が縮まったりするのを防ぐことができるということであり、そうするためには、実行するのは不可能ではないにしても途方もなく困難な自己管理法を受け容れ、あなたと食事や運動、ストレス、そして身体との関係を劇的に変化させねばならないということです。「あなたは下手をすると命にかかわる病気にかかっていますよ」と宣告されること自体で、圧倒されてしまうのですが、さらに、ほとんど不可能に近いほどの生活習慣の改善を通して、その病気の進行を防ぐための全責任を負わなくてはならないというのは、しばしば耐え難い打撃をもたらすことになります。

誰もが体験をするわけではまったくありませんが、われわれのところへ通院している患者たちは何年もの間いろいろな感情について語ってくれました。以下に一般的に見られる反応について示しましょう。

恐れ

注射針への恐れや、自己血糖測定器の穿刺針《せんしばり》への恐れ、失明や脳卒中といった合併症に関する恐れや、この病気で命を落とすかもしれないという恐れなど、ほとんどの人は糖尿病にかかってしまったことに気づいたとき、「恐れ」の感情を体験します。糖尿病になって最初に表れる、ふらつき、立ちくらみ、身体のどこかがおかしいような感じなどの症状も、恐ろしく感じられるかもしれません。そのうえ、低血糖発作が起こるのではないかという恐れ（低血糖とは血糖値が正常よりも低くなりすぎることによって生じる健康問題）も、糖尿病の患者にはよく起こります。これらの「恐れ」という感情は、まったく圧倒的で手に負えないものに感じられるかもしれませんが、「恐れること」は糖尿病にかかった患者にとっては普通のことですし、恐れを感じたからといってあなたのどこかがおかしいということにはなりません。

怒りと憤り

恐れと同じく、「怒り」と「憤り」も糖尿病とともに歩む人生に適応しなければならない多くの人によく見られる感情です。実際、一部の患者では、怒りと糖尿病の発症の間になんらかの結びつきがある可能性があります。その原因としては、ストレスや怒りのために、適切に自分の身体を管理・療養する行動がとれなくなり、そのことによって糖尿病を発症しやすくなるという可能性と、怒ったり取り乱したりすることが身体に及ぼす影響によって一連の化学的な反応が生じ、結果的に糖尿病の発症につながるという可能性が報告されています[29]。

糖尿病にかかったと知ると、多くの人が感じるのは「憤り」であり、糖尿病の存在を認めたいという人はほとんどいません。周りを見回してみると、コマーシャルでも現実にも、みんながファストフードや焼き菓子を食べているのに、自分だけが食べてはいけないと諭されるとしたら、それはほとんどの人にとって憤りを感じることなしには耐え忍ぶことはできないことでしょう。

罪悪感

糖尿病、特に2型糖尿病の重要な側面の一つに、糖尿病が進展したことに対して感じる「責任」があります。糖尿病は、他の多くの病気や健康障害よりも、病気にかかった人の過失であるとか、患者の行いが悪かったことだけに起因する病気であるかのように認識されがちです。実際にはこのような過失や行いの悪さが病気の原因になることはほとんどないのですが（第2章で詳しく述べます）、上記のように理解することで生じる「罪悪感」や「恥」の感情は、糖尿病患者が体験するきわめてリアルな感情です。

悲嘆

「悲しみ」も、糖尿病であるとわかったときに人が抱く一般的な感情です。われわれの体験からいうと、「悲しみ」は他のすべての感情にうまく対処できた後も残って、何度もわきあがってくるものです。

例えば、糖尿病や糖尿病のもたらす脅威が、その告知を受ける者にとっては悲しいニュースであることはよくあることですし、そのような悲しいニュースに接したときある程度の悲しみに襲われるというのはまったく正常な反応です。

あなたはどう感じますか？

われわれにとって、人生の中で生じる出来事について、自分自身がどのように感じているのかを真剣に考えてみることはたいてい難しいものです。でも、一歩立ち止まって、自分自身が体験していることがどのようなものなのか、特にどんな感情を抱いているのかを考えてみるのは、そういった感情に取り組むために役に立つことでしょう。

あなたが体験していることを理解するのに役立つ方法の一つが、体験一つひとつを紙に書き出すことです。そのために、まずメモ用紙か糖尿病用ノートとペンを用意して、糖尿病に罹患しているとわかったときに（もしくは糖尿病にかかるリスクがあるとわかったときに）どう感じたか、そしてそれから過ごした時間の中で他のどんな感情が付け加わるようになってきたのかを書き留めてみましょう。自分の感情を書くのは、ちょっと難しいですか？　次に一般的に体験される感情をいくつか挙げてみました。あなたの感情に合うものがあれば、それをあなたのリストにも追加しましょう。

□ 不満　□ 恐れ
□ 悲しみ　□ 落ち込み
□ 怒り　□ ストレス
□ 罪悪感　□ 後悔
□ 解放感　□ 不安
□ 恥　□ 平穏
□ 憤り　□ 心配

それでは、これらの感情とうまく折り合いをつけていくには、どうしたらよいのでしょうか?

困難な感情への対処法とされているもののほとんどは、感情とうまく折り合いをつけて、結果的にその感情が消えてしまうように手助けをしようというものです。考えてみると、これは誰もが身の回りの気に入らない物事に対応するときの方法――つまりそのものを排除、無視、もしくは少なくともコントロールするといった方法と同じです。例えば、もし床にごみが落ちていたら、われわれはそれを掃除機で吸い取ってしまうでしょう。もし部屋の装飾が気に入らなかったら、それを取り替えてしまうでしょう。これは人に対してさえ当てはまることです。嫌いな人がいたら無視してしまうのです。

考えを避ける

上記の方法は、ほとんどの場合信じられないくらいうまくいきます。しかしながら、唯一この方法がうまく働いてくれない場所があります。それはわれわれの「思考」の中です。例えば、こんなエクササイズをしてみましょう。「これから30秒間、紫色のドラゴンのことは考えないようにしてください(11)」。ドラゴンのザラザラしたうろこに覆われた皮膚や、折れ曲がった大きな足のことなんて考えないでください。大きな鼻や背中に連なったとげ、火炎のような息のことを考えてはいけません。たけりたった眼や大きく膨らんだ胸のことも、考えないでください。

どうですか？　あなたは30秒間紫色のドラゴンのことを考えないでいられましたか？　きっと、この課題は実行不可能ではないとしても、難しかったでしょう。他の多くの思考でも同じですが、紫のドラゴンのことが思い浮かぶことはただ避けられない、そのことが原因なのです。そして、意図的に避けようとしたときの方が、さらに難しくなります。実際、おそらく、考えないように頑張ることで、そんなことをしていなかったときよりもずっと、紫色のドラゴンのことを考えてしまっているのです。紫色のドラゴンのことを考えないように頑張ることで、あなたが考えてはいけないことが何であったかを思い出すだけのためにも、自動的に紫色のドラゴンのことが思い浮かんできてしまいます。

以上のように、何かについて無理に考えないようにするのが難しいということは疑いないようですが、これは、多くの人が糖尿病の食事療法において禁じられている食品に対して毎日していることとそのものです。チョコレートケーキのことを考えないようにすることで、その誘惑に打ち勝つことができると思っているかもしれませんが、考えないように頑張ることで、そうしないときよりもずっと強くチョコレートケーキのことを思い出してしまうことがよくあるのです。

感情を避ける

思考について述べたことは、恐れや不安といった感情にも当てはまることです。ちょっと想像してみてください。われわれがとても感度の良い最先端の機械を所有していて、あなたをその機械につなぎ、少しでも不安を感じたらその機械が教えてくれると言ったとしましょう。[11] そしてさらに、「この機械につながれたときにしなくてはならない課題はただ一つ、不安にならないようにすることです」と言われていると想像してみてください。そう、たとえどんな状況でも。あなたはリラックスして、平静を保ち、心配してはならないのです。もちろん、われわれはあなたが不安を感じればたちまちにしてそれを知ることができます。このとても感度の良い機械にあなたをつないでいるのですから。あなたはこの課題をクリアすることができると思いますか？

ほとんどの人は、自分が不安を感じないよう強要されていると思うと、なぜか単純に不安を感じてしまうでしょう。そこであなたの動機づけを上げようとして、われわれがあなたのこめかみに銃口を当てて、「もしちょっとでも不安を感じたら引き金を引きますよ」と言ったらどうでしょう？

この状況をどう思いますか、あなたは不安になるでしょうか？　繰り返しますが、ほとんどの人はもし「不安にならないよう」頑張らなくてはならなかったり、もちろんのこと誰かがピストルを使ってその動機づけを上げようとしたりすれば、どうしようもなく不安になるのです。これは、「不安にならないようにすること」そのものが、不安の対象になることだからです。言い換えると、もしあなたにとってストレスや恐れ、不安を感じないことが重要だとすると、それらの感情そのものをより感じやすくなってしまうということです。本質的にあなたは、自分がストレスを受けていないということが重要だというそのことからストレスを感じるのです。もしくはストレスや悲しみ、怒り、もしくは罪悪感をコントロールできないことに恥を感じます。ある感情を避けようとすると、その感情をいっそう強めたり、もしくはまったく新しい感情を呼び覚ましたりすることがよくあります。

そして、このような考え方には、今のあなたの体験だけではなくたくさんの根拠があります。多くの研究がなされ、あなたが今まさに発見したことと同じことが証明されています。つまり、思考や感情を避けようとする行為は、それらを避けようとしなかった場合と比較して、それらの思考や感情をずっと強力にしてしまうということです。避けたり抑え込もうとしたりした思考や感情が、かえって浮かんできやすくなるだけではなく、それらの思考や感情が、抑え込まれなかった場合と比較してより強力になることが報告されています。

他に方法はあるのでしょうか？

あります。幸いなことに、他にも方法があるのです。これまで説明してきたように、われわれは通常、感情や思考から自分の身を守ろうとしますが、そうすることでむしろその感情や思考を強めたり、もっと「やっかいな」ものにしてしまったり、われわれの人生により大きな影響を及ぼすものにしてしまったりすることは、ままあることです[11]。感情についていうと、自分自身の感情から逃れる代わりに、感情の中へ分け入るべきなのです。ほとんどの人にとっては、感情の「中へ」分け入るという方法はむしろ不安を呼び起こすようなアイデアだと思われるかもしれません。感情というものは適切にコントロールしなければ手に負えなくなってしまうという思い込みがあるからです。われわれはみな、ときどきこのような思い込みに陥り、それがとても説得力のあるもののように感じます。しかし、このような思い込みは通常は事実ではなく、それが「自分の人生を真に生きる」ことを不可能にしてしまうこともよくあるのです。

思考については、代わりの方法は、一歩引いて、マインドフルに（注意深く）気づきを向けるようにし、その思考の中に少しでも役立ちそうなものがあればそれをつかみ出し、残りの思考は隣の部屋から聞こえてくる大音量のラジオ放送のように放っておくようにすることです[11]。自分の思考にただ気づいているようにするというのは、実行に移すのは非常に難しいことです。特に、その思考がときに糖尿病にまつわる本当に恐ろしい内容を持ったものであればなおさらです。それに対する解決策は、この「ただ気づいている」スキルを磨き、本当に恐ろしい考えがわき起こってきてもこのスキルで対処できるようになることです。この本でこれからお話しすることが、あなたがいろんな感情や考えを抱きながらも、糖尿病をケアし、生き生きとした人生を送るために役立つ計画を立てる手助けになってくれることでしょう。

まとめ

糖尿病は、うまく折り合いをつけてともに生きていくのが難しい病気で、糖尿病に関連した厄介な感情や考えを呼び覚ますものである。

糖尿病に関連した厄介な考えや感情を避けようとすると、かえってそういった考えや感情、そして糖尿病にも対処することがもっと厄介なものになってしまう。

第2章 基礎知識編：糖尿病を紹介します

糖尿病への対処法は、他の、より急性の疾患とは異なります。糖尿病の治療においては、患者自身の手によって、毎日の健康管理の大部分を行う必要があります。食事内容の徹底的な変更から血糖自己測定やインスリン治療まで、従来の医学的な役割が、医師や看護師ではなく、患者自身によって、毎日自宅で行われなければなりません。

それでは、どうしてそうすることがそれほど難しいのでしょうか？　世界中で数百万に及ぶ糖尿病患者が、糖尿病の基本的知識を教えられ、糖尿病を管理するためのスキルを毎日遂行しています。実際にはそのスキル自体は、学んだり実行したりすることがおそろしく難しいというわけではありません。糖尿病とともに生き、良い健康状態を維持するうえでの困難はむしろ、スキルそのものの中にあるのではなく、それぞれのスキルを遂行するためにある程度のモチベーションや対応力、持続力が必要だという点にあります。それらを毎日継続することはもとより、それらを奮い起こすことすらとても難しいことなのです。

そうなのです、毎日なのです。糖尿病に関して覚えておくべき重要なことの一つは、合併症の進展を予防するためには、たゆむことなく、一貫して道筋から外れてはいけないということです。それには毎日の生活に最大限、しかも1日ずつ着実に、集中していくことが必要です。あなたがこれを実行できるように支えていくことが、われわれの目標です。

この章のゴール

この章は、われわれ流の「糖尿病を紹介します」の章です。もしあなたが現時点ですでにある程度十分な知識を獲得してきていると感じていたとしても、復習としてこの章を読み進めることをご提案します。もし、自分の知識が正しいかどうか確信が持てないなら、なおさらこの章を読み進めることをお勧めします。糖尿病については誤った考えが横行しています。われわれの目標は、糖尿病に関する情報をできる限り正確にお伝えすることです。この章では、われわれはあなたに、この本の中で今後われわれが議論していくうえで重要になるであろう、糖尿病に関する基本的な理解を身につけてほしいと思っています。

注意：この先大量の情報が待っている可能性あり！

さて、ちょっとここで警告しておきます。ここで扱う情報は若干手に余るかもしれません。そして、念を押しておきますが、「手に余る」と考えてしまうのは、まったく当たり前のことです。この章には非常にたくさんの情報量が含まれており、読者の中には初めて聞く専門用語がたくさんあるという方もいらっしゃるかもしれません。それだけではなく、なかには恐ろしく思われる内容も含まれているかもしれないのです。第1章でお話ししたように、あなたがそのように感じてしまうのはまったく正常なことです。そう感じない人なんているでしょうか？　秘訣はまずはこの本を読み進めていただくこと、心配や不満や、他のどんな感情でも結構ですから、いろんな感情を感じながら、とにかく読み進めることです。

その際、あなたのペースでこの章を読み進められることをお勧めします。もし、あなたがちょっと先を読む必要があるというのなら、それでもかまいませんから、できるだけ早くこの章に戻ってきてください。理解を深めるために少しずつ読み進めたいのであれば、そのようにしてください。でもこれだけは覚えておいてください。世の中には、糖尿病、特に糖尿病の合併症に関する本が本当にたくさんあり、簡単に手に入りますが、その内容は多くの人にとって、われわれがこの章で話そうと考えていることの中でも「手に負えない」と感じてしまう部分です。この本で焦点を当てるのは、あなたが、自分自身の糖尿病や糖尿病に関する考えや感情とうまく折り合いをつけ、アクセプトして（受け容れて）いけるように手助けすることです。糖尿病の教育に焦点を当てた本は、この本よりも微に入り細にわたった記載がなされていますし、そのような本もまた有益でしょう。この本に記載されている情報は、あなたが糖尿病の基本的事項を理解でき、糖尿病とともに上手に生きていくためのあなた自身のプランを立てられるようにお手伝いすることを目的として書かれたものです。われわれは、あなたがもっとたくさんの情報を求めて他の本も読んで、糖尿病に対する理解を深め、それがとても有益だと感じられるようになるよう応援します。

糖尿病ってどんな病気？

ここまで読み進んでこられましたか？　いいですね！

「糖尿病」という言葉は実は、インスリンというホルモンの分泌の障害や、そのインスリンが適切な効果を発揮しないこと（インスリン抵抗性）、またはそれらの組み合わせによって起こる疾患群を総称したものです。インスリンは膵臓《すいぞう》と呼ばれる臓器で合成されるホルモンです。膵臓は、われわれが摂取した食品から取り出したブドウ糖という糖分を、細胞や筋肉で利用させる働きがあります。われわれの体内にある細胞や筋肉はインスリンの働きなしには生きていくことができません。本来、インスリンは細胞や筋肉へのドアを開ける鍵のような存在で、インスリンが作用することで、細胞や筋肉は、機能するために必要なエネルギー（ブドウ糖）を取り込むことができるのです。

体内で適切にインスリンが分泌されなくなったり、インスリンの効き目が低下したりしてインスリンの作用が不足すると、細胞や筋肉は必要なエネルギーを中に取り込むことができなくなるため、血液が余分なブドウ糖でいっぱいになります。血液がブドウ糖でいっぱいになると、余分なブドウ糖が血液に接しているいろいろな臓器や組織、神経線維を覆います。そのまま放置すると、血管や臓器、組織が高血糖によって障害される結果となります。

このような障害がどのように起こるのか、ちょっと想像してみましょう。まず、薄手の綿布を、きれいな水を張ったボウルに浸したところを想像してみてください。その布を取り出して乾かせば、布は水に浸す前と同じ状態に戻ります。同じ薄手の綿布を、今度は砂糖水に浸し、その後に乾かしたとしましょう。何が起こるかわかりますね。そうです。砂糖水につけた布はすぐに板のように固まってしまうでしょう。もしその布を折り曲げたり捻ったりしたら、布はすぐに破れてしまうことでしょう。

では、今度は綿布の代わりに、あなたの身体の一部である、とても繊細な血管や神経（それは本当に細い線維です）で、同じことをすると想像してみましょう。インスリンの量が不十分だったり身体が十分にインスリンを使えなかったりして、余剰のブドウ糖が細胞や筋肉に取り込まれないままでいると、ブドウ糖は血管や神経線維の周りに長い間とどまることになります。この細い血管や神経線維に何が起こるか、もう簡単に予想がつきますね。薄い綿布がそうであったように、血管や神経線維もそのしなやかさを失って、障害を受けるのです。障害されるととりわけ何が起こるのか、これはこの章で後ほどお話ししたいと思います。

あなたの糖尿病はどのタイプですか？

インスリンが体内で作られていないのか、それとも単に身体がそのインスリンに反応しないのかによって、どのタイプの糖尿病と診断されるかが決まります。1型糖尿病の診断は、通常、膵臓でインスリンが作られないか、またはその作用を現すのに不十分な量のインスリンしか作られない状態を意味します。一方、2型糖尿病とは通常、体内に十分量のインスリンは存在するけれども、何らかの原因でインスリンがうまく作動しない、つまり「インスリンが効きにくい状態にある」ことを意味します。1型糖尿病は、かつては「若年発症型」とか「インスリン依存型」糖尿病と呼ばれ、2型糖尿病は「成人発症型」とか「インスリン非依存型」といった呼ばれ方をしていました。しかし、大人が1型糖尿病にかかったり、子どもが2型糖尿病になったりすることはいくらでもあります。そんなことから、古い呼び名で呼ぶことをやめて、現在は1型、2型という型による分類を使うようになっています。

何が原因であなたは糖尿病になったのでしょう？

糖尿病であるとわかったとき、よく患者が初めに思う疑問は、何が原因でそうなったのか、ということです。その後すぐに、どうしたらその原因を取り除けるのか、という考えが生まれます。原因は主に、その患者がかかっている糖尿病のタイプで決まります。

1型糖尿病

1型糖尿病は典型的には「自己免疫性の疾患」です。何らかの原因によって、膵臓の中に外からの侵入者が存在すると身体が勘違いし、インスリンを産生する細胞を破壊してしまうのです。この自己免疫異常が起こるかどうかは、主に遺伝素因によると考えられています。[14] つまり、1型糖尿病に関しては、糖尿病を引き起こしたり、その発症を抑えたりするためにできることが、通常、多くはないということです。1型糖尿病の発症を予防する方法はまだ発見されてはいませんが、だからといってすべての可能性が失われたというわけではありません。1型糖尿病に対する治療の選択肢はたくさんあり、糖尿病管理によって、1型糖尿病にかかった人が健康で長生きできるケースはますます多くなってきています。

2型糖尿病

2型糖尿病は、すでに述べたように、典型的には、体内に十分なインスリンがあるにもかかわらず、身体がうまくインスリンを利用できる度合いが減っている状態をいいます。この状態を「インスリン抵抗性」といいます。これは遺伝素因や肥満、もしくは膵臓が、インスリンのうまく作用しない状況の中で働きすぎて疲弊してしまったことによっても起こります。幸いなことに（といえるかどうかわかりませんが）、2型糖尿病は患者の行動を変容することによって、つまり、何を食べるか、どのくらい運動するか、そしてどのように考え、感じるのかによってさえも劇的な影響を受けます。2型糖尿病は、糖尿病の中でも世界中で圧倒的に多く、1型糖尿病の約10倍の患者がいるとされます。[3] このため、この本の中で取り上げる例の多くは2型糖尿病患者に関するものですが、われわれの提供する自己管理方法や対処法の根本的な部分は、一般には1型・2型どちらの型の糖尿病にも応用できるものです。

血糖とHbA1c（ヘモグロビンエーワンシー）：数遊び

糖尿病を管理するうえで、知っておく必要のある重要な数値が二つあります。一つ目は血糖値で、血液中のブドウ糖の濃度を表します。ブドウ糖についてはすでに、インスリンとの関係において、また身体にエネルギーを供給するというブドウ糖の重要な役割から説明しました。血糖値は穿刺針《せんしばり》を用いて指先や耳朶《じだ》（耳たぶ）に小さな血球を作り、そこから測定します。血糖値の測定は通常は自宅で患者自身が行い、その値によって、実生活のいろいろな行動の要素が血糖値に及ぼす影響についての情報を得ることができます。二つ目はＨｂＡ１ｃ（ヘモグロビンエーワンシー）（訳注：本書ではＨｂＡ１ｃ〔ＮＧＳＰ〕で記載。ＨｂＡ１ｃの表記にはＪＤＳ値とＮＧＳＰ値があり、わが国では従来ＪＤＳ値が使われてきたが、国際標準化を進めるために二〇一二年よりＮＧＳＰ値に移行することになった）の値です。この数値もまた血液検査でわかりますが、ＨｂＡ１ｃは通常は医師や糖尿病クリニックでの採血で検査されます。

ブドウ糖

ブドウ糖はミリグラム／デシリッター（mg／dL）の単位で表記されます。血糖値の幅はおおよそ90～２２０mg／dLの間です。これより低下することもあれば、もっと上昇してしまうこともあり、それは低血糖・高血糖という問題を示すものといえます。血糖値を食前食後にかかわらずおおよそ90～１５０mg／dLの間に維持できるようにすることが、一般には糖尿病管理のゴールです。「それにはどうしたらいいのですか？」という声が聞こえるようです。心配しないでください。どうしたらよいか、さっそくご説明しましょう。

◆血糖自己測定

血糖測定は主に患者であるあなたが血糖測定器を用いて自宅で行います。頻度は一般的には毎日1回か、もしくは隔日から1日5、6回の規則的なペースで測ります。この測定頻度は、糖尿病管理のどのステップにいるのか、また使用している内服薬やインスリンの種類によっても異なります。

糖尿病患者の多くは血糖測定器やその使用法には慣れていますが、自宅での血糖測定に関して、ここでお話ししておくべき注意点がいくつかあります。一つは、血糖測定器は、糖尿病に対して行うことのできる種々の方法に対する、あなた自身の身体の各々の反応を調べる道具として重要だということです。つまり、血糖測定は日ごとのペースで行うことにだけ意味があるのではなく、特定の食品を摂取する前後や特定の身体活動を行う際にも測定するべきです。そうすることで、その活動がどれくらい「自分の」身体に影響を及ぼしているかをよりよく理解することができるのです。

もう一つ、血糖測定の話をするうえで考えなければいけないことは、穿刺は痛くてあまり心地良いものでもないので、ほとんどの人が血糖測定を行うことを好まないという事実です。指の脇に穿刺すれば、指の腹に穿刺するよりも痛みが多少軽減されることもあるといった方法もありますが、痛みがなくなるわけではありません。糖尿病を管理するうえで血糖自己測定を好まないという気持ちはまったく正常なものであり、痛い思いをしたくないので血糖測定もしないという気持ちも十分理解できます。糖尿病の管理のいろいろな側面と同様に、このような不快感や心理的抵抗（そしてどのようにそれらに対処していくか）は、糖尿病の管理全体にとって非常に重要なことです。したがって、これからこの本の中で述べていく方法が、このようなこころの反応に対処し、あなたの糖尿病管理のためにそれでも血糖測定を行っていく手助けをしてくれるものと思います。

血糖値とそれが意味すること

血糖値について知るうえで重要な点は、血糖値は非常に大きく上下動するものだということです。われわれは血糖値の平均値の目標を90～150mg／dLに設定しています。つまり、1回目の血糖測定値が90mg／dLで、次が120mg／dL、その次が150mg／dLだったとしたら、平均値は120mg／dLということになります。1回の血糖測定とその結果だけからでは、糖尿病がどのくらいうまく管理されているかについて十分な情報を得られません。言い方を変えれば、1回の穿刺だけでは必要としている情報全体はとても得られない、ということです。この点を良い方向にとらえれば、もし1回の測定値が目標の範囲から外れていても、糖尿病全体の管理がなされていないということにはならないということです。逆に悪い方にとらえれば、もし、1回の測定値やある日の測定値が目標の範囲内にあったとしても、糖尿病の管理が常にうまくなされていることを示すものではないということになります。

わかりやすい一つの方法として、カメラを例にとってみましょう。カメラは、まさにその瞬間に起こった出来事、つまりそのスナップショットをとらえます。自分自身の写真のことを思い出してみると、本当にうまくあなたをとらえた写真も一部にはありますが、写りが良くないと思う写真もあるはずです。そう、そこに立っているのは間違いなく「あなた」自身であるにもかかわらず、です。血糖測定もこれと同じなのです。つまり、得られた値は、いうなればその時点における血糖値のスナップ写真なのです。まさに写真の場合と同じく、その値はそのときによって、あなたの血液の典型的な状態を反映していることもあれば、通常の状態より高かったり低かったりすることもあるのです。

それでは、例をカメラからビデオカメラに変えて考えてみましょう。ビデオカメラは一時点に起こった以上のものを映し出すことができます。例えば1時間、あるいはそれ以上の時間の幅の間に起こったことを見せることができます。血糖測定ではこの類の情報を得ることができません。血糖値は1時間の間にも変化しうるものです。糖尿病についていえば、単にその瞬間瞬間の血糖値がどうかということにとどまらず、ある一定期間どのように血糖値を管理できていたかを知りたいのです。測定した血糖値の平均値を出すこともできますが、一定期間の状態を知るもう一つの方法としてＨｂＡ１ｃ（ヘモグロビンエーワンシー）というものを測定します。

ＨｂＡ１ｃと糖尿病コントロール

ＨｂＡ１ｃは過去1～2カ月にわたっての血糖管理状態を知ることができる数値です。つまり「糖尿病がよくコントロールされている」、もしくは「管理不良状態である」かどうかを知らせてくれる数値

血糖コントロール目標

	コントロール目標値[注4)]		
目標	血糖正常化を[注1)]目指す際の目標	合併症予防[注2)]のための目標	治療強化が[注3)]困難な際の目標
HbA1c(%)	6.0 未満	7.0 未満	8.0 未満

治療目標は年齢，罹病期間，臓器障害，低血糖の危険性，サポート体制などを考慮して個別に設定する。

注１）適切な食事療法や運動療法だけで達成可能な場合，または薬物療法中でも低血糖などの副作用なく達成可能な場合の目標とする。

注２）合併症予防の観点から HbA1c の目標値を７％未満とする。対応する血糖値としては，空腹時血糖値 130 mg/dL 未満，食後２時間血糖値 180 mg/dL 未満をおおよその目安とする。

注３）低血糖などの副作用，その他の理由で治療の強化が難しい場合の目標とする。

注４）いずれも成人に対しての目標値であり，また妊娠例は除くものとする。

日本糖尿病学会編『糖尿病治療ガイド 2012-2013（血糖コントロール目標改訂版）』，文光堂，2013，p.25）

というわけです。上述のように、ＨｂＡ１ｃの検査は通常医療機関や検査機関で行われ、結果が出るまでに少し時間がかかります。ＨｂＡ１ｃは％（パーセント）で表されます。目標値はその人の状態によって異なり、あなた自身の目標ＨｂＡ１ｃ値については主治医に確認することが必要ですが、究極的には、糖尿病においてＨｂＡ１ｃ値４％台後半から５％台が目標範囲とされるでしょう。これは、糖尿病がない人のＨｂＡ１ｃ値が多くはこの範囲に分布するからで、この範囲内でコントロールしていれば合併症進展のリスクがほとんどないからです。ＨｂＡ１ｃが８・０％以上になると合併症や障害の発症リスクが高まります（訳注：Kumamoto Study, 1995, Ohkubo et al.）。一般に、ＨｂＡ１ｃが７・０％未満であれば糖尿病の管理が良好になされており、後述するような合併症への進展リスクも低く抑えられているということができます。

血糖値とＨｂＡ１ｃの関係を考える際のもう一つの方法として、野球のたとえを使ってみます。ホームランを打った野球選手を心に思い浮かべてみてください。満員の観客は歓声を上げ、その選手にとってその日は本当に良い日であったことでしょう。ところで、その選手は「良い」打者といえるでしょうか？　たしかにそのときはその選手は良い打者だったわけですが、その選手はいつもこんなふうにうまくボールをヒットすることができるのでしょうか？　それはまた別問題ですね。それに答えるには、その打者のバッティングアベレージを知っている必要があるでしょう。

この例でいうと、血糖値とＨｂＡ１ｃ値は何に相当するでしょうか？　この野球選手のその1回の打席が血糖値に相当します。血糖値は、その瞬間に血液中にどれだけの量のブドウ糖が存在するのかを示す値です。仮にホームランに相当する血糖値は１２０㎎／dL未満とします。もし、1回の測定で１２０㎎／dL未満の血糖値が出たとしたら、それはいつも「ホームラン」を打っていることになるのでしょうか？　もちろんそうではありません。野球選手の場合と同じく、全体に良い成績を残すためには、いつもフェンス越えを打つ必要はないのです。ときには空振りもするでしょうし、ときにはヒットもあるでしょう。糖尿病についていえば、目標の範囲にあって非常にうまくコントロールできている場合もあれば、うまくコントロールできないことも同様に起こりうるということを意味します。ただ、もしあなたが野球選手だとすれば、良い打率を残すためにはたいていはヒットを打つ必要があります。そして糖尿病を良好に管理するためには、適切な血糖値の範囲内にたいていはとどまっているようにしなければなりません。ＨｂＡ１ｃは、血糖値についての「打率」を教えてくれるのです。ＨｂＡ１ｃ値から、糖尿病がどれくらいうまく管理されているかについての、ある種の移動平均を知ることができ、実際に問題の進展を予防できるかどうかがわかるのです。

お気づきのことと思いますが、われわれはより多くのホームランを打てるよう狙ってはいますが、かといってベーブ・ルース選手やバリー・ボンズ選手（日本ではさしずめ王貞治選手）のようなホームラン王になることは誰も期待していません。例外的にきわめて良好な血糖コントロールを達成している人もいます。われわれはできるだけ何度も血糖値とＨｂＡ１ｃが良い値になることを目標としています。われわれが祝えるよう手助けしてくれるファンは友人であり、家族です。良好な糖尿病管理を維持していくことで得られる素晴らしいご褒美は、健康と幸福です。打率が悪い（つまりコントロールの良くない糖尿病を抱えている）と、その結末は糖尿病関連合併症となって返ってきます。

複雑な合併症

インスリン分泌不全によるものか、インスリン抵抗性によるものかにかかわらず、糖尿病そのものは必ずしも危険であったり、致命的なものであったりするわけではないという点を覚えておくことは重要です。長期間にわたって、または明らかに、血糖値が高かったり低かったりすることが、糖尿病に関連する問題の多く――失明や下肢の切断、腎機能障害、神経障害、心疾患、さらには死――の元凶なのです。合併症予防のゴールは非常に明快です。血糖値を、糖尿病がない人たちと同程度の範囲にコントロールすれば、リスクは糖尿病がない人と同程度まで低下します。

ここに問題があるのですが、もう読者のみなさんはお気づきですね。これらの合併症は実に複雑に響く名称を持っています。例えば糖尿病網膜症、腎症、神経障害、これらはみな漢字だらけで、恐ろしげな響きを持っています。これらの名前は複雑で、大げさで、心地良いとはいえないでしょう。これが問題なのです。多くの人はこのような言葉を聞くと、聞きたい（読みたい）分だけで、あるいは聞いた（読んだ）方がよいと思うその分だけで、その言葉から気持ちが離れていくのです。

合併症を全部学ぶのはなかなか大変ですよ。

さあ、大きく深呼吸をしましょう。というのも、これから一緒に合併症の話をすませてしまおうというわけですから。合併症についての情報を、可能な限りシンプルにお伝えしたいと思います。そして、忘れないでいてほしいのですが、この本はこの後すべて、ここで述べていることに対する感情や思考に折り合いをつける道具の使い方に主眼が置かれます。これから糖尿病に関する健康課題を紹介しようとする理由は、あなたがこの本を読み進めていくにつれて、まさにこれらの課題にうまく対処するスキルを伸ばしていけるからです。

あなたが責任者です！

あなたがこの病気の責任者だということを忘れないでください。糖尿病の合併症を発症するかどうか、あなたの糖尿病にとって結果は初めから決まりきっている事柄ではありません。血糖値を管理し、あなた自身とあなたの糖尿病を手厚くケアする方向に舵をとることによって、多くの場合、糖尿病関連合併症を体験しないですむようにすることができるのです。

いいですね、あなたはまだこの本を読んでいるし、もしかしたら繰り返し読んでくれてさえいるのかもしれません。素晴らしい！　ではまず初めに身体的合併症に取り掛かることにしましょう。糖尿病に障害されやすい臓器は眼、神経、心臓、そして腎臓です。臓器ごとにそれぞれ手の込んだ医学用語が与えられています。それらの名前は、ちょっとおっかない感じがするかもしれませんが知っていて損はありません。つけられている名前は障害の生じている臓器やその一部についての医学専門用語に関連するものです。主治医や医療スタッフと会話する際にこれらの用語を使用すれば、彼らは、あなたが話し合っている内容についてよく理解していることを認識しやすくなります。そして、あなたがある事柄について十分に理解できていないと感じたときには、これらの専門用語を使うことで、医療スタッフに対しその事柄について話してもらえるよう仕向ける手段にもなりえます。

合併症の名前について理解する良い方法は、いくつかの合併症に共通してくっついている「症」という接尾語を知ることです。「症」はまさに「病気におかされていること、問題を抱えていること」を意味します。例えば、身体の中の臓器を一つ選んで、その名前の最後に「症」をつければ、その言葉はその臓器に問題があることを意味します。ここで問題なのは、われわれがいつも使用している臓器名にそのまま「症」がくっつけられる言葉は少ないということです。例えば、眼の問題は「眼症」とはいいません。これから説明しますが、障害を起こしているのが眼のどの部分なのか、より専門的な知識を持たなくてはならないのです。

網膜症：それは「眼」に起こっている

これから眼について、あなたが「見ているもの」を単に見えるようにするだけでなく、理解すらさせる、眼の中の重要な器官について説明しようと思います。それは網膜です。網膜はたくさんの小さな神経細胞の集まりからなり、網膜があることによって周りの世界の色や光を感じることができます。網膜の神経細胞は、同じく細い血管によって豊富な血流を受け、それでもって、期待される視覚という機能を果たし続けます。網膜に問題が生じた場合、それを専門用語では「網膜症」と呼びます。

網膜症、もしくは糖尿病性網膜症は網膜上の血管の一部が必要な血流（そしてそれに含まれる酸素）

を受けられなくなって起こります。こうなると、眼は十分に機能を果たすことができなくなり、障害を受け、ついには失明に至ります。そこで、眼はときに自分自身でこの傷を治そうとします。通常これは良いことですが、問題は、眼が傷を癒そうとしてより多くの新しい血管（新生血管）を成長させたとき、増加した新しい血管が視野の邪魔になったり失明の原因になったりする可能性があるということです。この場合本当に必要なのは、眼の血流不足と新生血管という問題をまとめて阻止することです。

第11章でも述べますが、糖尿病網膜症は複雑な事柄であり、血糖値のコントロール以外に行える最も大切なことは、定期的に眼科検診を受けることです。

腎症：肝「腎」のものがこわれるなんて

腎臓は腹部（腹膜の外）の背中側、背骨の左右両側に一つずつ、一対の状態で存在しています。腎臓の主な役割は体内のナトリウム（Na）やカリウム（K）といった重要なミネラルのバランスを維持することにあります。また、消化吸収した食品から生じる老廃物を身体の外に排出する役割も持っています。腎臓のもう一つの重要な仕事は、最終的に、赤血球を身体に供給するホルモン（エリスロポイエチン）をつくることです。このように、腎臓はとても、とても重要な臓器です。

もしかすると、腎臓はとても重要だからこそ、たくさんのややこしい名前が使われているのかもしれません。腎臓については、いわゆる「腎機能」や、ここでは特に重要なのですが「腎症」または「糖尿病腎症」などとのかかわりで聞くことになるでしょう。糖尿病腎症という言葉は、糖尿病に関連する腎疾患を指す厳密な語です。他にも腎臓病を起こしうる原因はありますが、ここでは糖尿病が腎症にどのように影響しているかに焦点を当てたいと思います。

糖尿病に起こりうるものの一つとして、尿路感染症を頻繁に起こす場合が挙げられます。細菌感染が繰り返し起こると腎盂《じんう》腎炎《じんえん》につながります。腎臓と糖尿病とに関連して存在するもう一つの問題として、神経障害が挙げられます。尿路系に神経障害が起こると、最終的には神経因性膀胱《ぼうこう》という排尿機能の障害が起こり、これも感染の原因となることがあります。

いったん腎障害が起きると、最終的に回復しない致命的なものになることがあります。こう考えるのも恐ろしいことですが、これらの合併症は早期に発見すれば治療可能なものであり、また予防可能なものでもあることを知っておきましょう。この章で取り上げるすべての合併症と同じく、自身の身体を健康に保ち、血糖値を良好に維持することが治療の鍵となります。

神経障害：これは実に「神経」にさわる

身体には複雑な神経系があちこちに張り巡らされています。それらの神経は脳に信号を送るとともに、脳からどのように行動すべきかの信号も受け取っています。神経は生存に不可欠なものです。神経系があることでリラックスもできるし、危険が身近に迫った場合には最大限速く走れるように身構えることもできます。神経があればこそ、ザラザラしたサンドペーパーと上質の絹の手触りを区別することができます。また頬をなでるやさしい風を感じたり、靴の中に石が入っていたらそれに気づいたりすることもできます。

神経はこんなにも重要なものだというのに、その神経系が糖尿病の存在下で、身体の中で最も障害を受けやすい部分の一つであるということを知れば驚くでしょう。正確なメカニズムはまだわかっていませんが、糖尿病による神経障害は明らかに存在します。原因としては（網膜症の眼と同じように）神経細胞への血液の供給に関連している可能性や、血糖そのものが小さな小さな神経細胞を直接障害している可能性などがあります。重要なことは、神経系への障害は直接生存にかかわってくるということです。神経に関する研究を行う医学の分野は神経学と呼ばれています。神経系への障害を医学的には神経障害といいます。

神経障害が起こると、ときにはちくちくした感じ、ときには痛み、そしてときとしてまったく何も感じないということが起こります。これはたいへんな問題の原因となりえます。例えば、画鋲《がびょう》を踏んでしまったところを想像してみましょう。これは本当に痛いですよ！　身体は「ほら！　足の裏から画鋲を抜いて！」と指示してくるでしょう。痛みを感じれば、あなたは足を確認し、画鋲を取り除いて傷の治療をするでしょう。もし2、3日後も傷が痛んで、赤くはれていれば、感染症を起こしてはいないかと確認するでしょう。足裏の神経は、そこで何が起こっているのかを常にあなたに知らせてくれます。

では次に、画鋲を踏んでも、足裏の神経が適切に働いてくれない場合を想像してみましょう。神経は脳に痛みの信号を送らないので、身体に何か悪いことが起こっていると気づくことができません。つまり（もうお気づきですね）、画鋲が刺さったままになってしまうということです。たとえ画鋲がポロリと抜け落ちたとしても、また、ある程度の感覚があって画鋲を取り除くことまではできたとしても、感染が進んだ足裏で何が起きているのかに気づかないかもしれません。もし感染が続けば、感染部位は広がるでしょう。そして最後には感染が広範囲にわたって、下肢を切断しなければならない事態に陥るかもしれません。

もし、あなたが自分の足の裏を見れば、このようなことが起こっているのに気づくことができるでしょう。われわれの多くはそんなに頻繁に足の裏まで見る習慣を身につけているわけではありませんが、足裏まで含めて足を確認するということは糖尿病患者にとってとても重要です。

ここでは特に足の神経にフォーカスを当てて話をしましたが、忘れないでいていただきたいのは、神経系は、身体全体に張り巡らされているということです。神経系は手にも、指にも、爪先にも、眼にもいっていますし、血圧や消化、心拍数、そして性に関する機能をもコントロールする自律神経系という重要なシステムにも張り巡らされています。神経障害が起こると、第11章でより詳しく説明するように、結果的にこれらすべての臓器やシステムが障害されうるのです。

心血管疾患：すべてを深く「心」に刻みましょう

おそらく心臓の重要性について改めてお話しする必要はないでしょう。医師は「心血管系」という医学用語を用いますが、これは身体の隅々にまで必要な血液を送り出す働きを持ったシステムで、これによって体中の細胞に生存のために必要とする酸素が供給されます。「人血管系」と呼ばれる比較的太い血管からなる血管系があり、血液を、必要とする身体の各部位まで心臓から供給するには、この系がうまく働いていてくれなければならないということもご存じかもしれませんね。この血管系とは反対に、前述した網膜の血管のように、より細い血管からなる系を「細小血管系」と呼んでいます。

糖尿病患者が発症しうる心臓や血管系に生じる問題は、「心血管疾患」、もしくは「大血管症」、「細小血管症」と呼ばれます。これらの合併症は、糖尿病を有する人が最終的になってしまう問題のうちでも非常に多いものであり、そのかなりの部分を占めます。もちろん、糖尿病を有さない人でも多くの人に心血管疾患は起こります。実際、心血管疾患は、米国において毎年年間で第1位を占める死因です[22]。

とはいえ、心疾患のリスクは糖尿病を有する人が直面する最も大きな健康への脅威の一つです。心血管の問題は、心筋梗塞、脳梗塞をはじめとする健康上の課題につながります。重要なのは、自身の健康を最善の状態に保つことです。というのも、これらの合併症は、食生活を改善し、血糖値を低めに保ち、コレステロール値を低下させ、血圧を低めに保つことによって大半が予防できるのですから。

糖尿病で障害を受ける可能性のある身体の他の領域について、続いて説明する部分は、ここまでに挙げた合併症に比べてより広範です。行動の側面や心理的側面に関する複雑な問題にはまだ議論の余地がありますが、以上の身体的な側面の大きい合併症と同等に重要な問題です。

性機能障害：若干個人的な問題に立ち入ります

公に話し合うのはためらわれますが、性機能は人間として欠かせない重要な問題です。それが子作りや子孫のためであるか、愛する人と一つになるためであるか、純粋に楽しむためであるかどうかは別として、性機能がもはや機能しなくなったときにも、それは大問題となるのです。糖尿病の影響は循環系に及ぶことから、糖尿病を有する多くの男女が何らかの形の性的な障害を経験します。男性では、典型的には勃起状態の維持が困難になり、女性については一般に性交時の潤滑が問題となります。

あなたは心の中でこうつぶやくかもしれません。「そんなことが起きたら、たしかに問題だわ」と。性器には細かい血管網と神経末端が密に存在しています。もし、神経や血管の障害が進行してうまく働かなくなってしまったら、結果として性機能が障害されるのです。理屈は非常に単純です。

しかし、性機能障害に単純なことなんてありません。人間関係において性的な交流を持つことは複雑な社会的プロセスです。この方面で身体的な欠陥があると、心理的な問題や人間関係の問題を生じることも稀ではありません。心理的な問題や人間関係の問題があると、性機能障害があるという現状をさらに悪い事態であるかのように感じます。性機能障害があると不安や抑うつ、悲しみといった感情がしばしば生じます。不安を抱えていると、多くの人はひどく心配になって、思うように事が成せないのではないかと考えるようになり、性的な交流を持つことが身体的にも不可能になります。性機能障害を持つ人の中に、そのために悲しみや抑うつ気分を感じると訴える人がいても、何の不思議もないのです。悲しみや抑うつ気分を抱えている人が、欲望（もしくはリビドー）が著しく減って、単にセックスには興味を感じないだけなのだと話すのを聞くのも、よくあることです。

抑うつ気分と性機能障害の間には相関関係がありますが、その一方で、性機能障害と切り離しても、深い悲しみは糖尿病患者にとっては一つの問題です。抑うつはそれそのものが糖尿病患者にとって課題なのです。

うつ：完全に気が滅入ってしまうこと

この章でお伝えしている情報だけでも、気持ちが落ち込まない人はいないかもしれません。実際のところ、悲しい気持ちになることや、打ちのめされたような気持ち、ここまで説明してきたようなことに関して無力だと感じてしまうことは、糖尿病と診断された人にとってまったく自然な反応です。ここで、「うつ」という言葉に関連した感情について重要な区別をつけておく必要があります。ある一時悲しい気持ちになることを、よく「気分が落ち込む」といいます。これは正常なこころの動きを表す、「うつ」という言葉の日常的な使い方です。一方、臨床的に用いられる「うつ病」は、メンタルヘルスや医学の専門家によって用いられる診断用語で、とてもつらい知らせを聞いて一時的に落ち込んだり悲しい気分になったりすることと比べて、ずっと長く続くこころの問題を示す言葉です。

われわれは、あなたが抱えている悲しみの感情がどんなものであったとしても、それがうつというラベルに値しないものだというつもりなのではありません。医療の専門家がどんな状態を臨床的うつ病や「大うつ病性障害」というのかを理解する鍵が、ただ落ち込んでいるというだけではなくて、落ち込んだ状態がずっと続いているということであるということをお伝えしたいのです。臨床的うつ病と診断された人は、2週間からそれ以上の期間にわたってさまざまな問題を体験し、その間、決して普通に幸せだと感じることがありません。そこでの問題には、悲しみや、何事からも喜びを感じないこと、睡眠障害、食欲の異常（食欲不振や過食）、そしてときには自殺のことばかり考えてしまうことまでが含まれます。[1]多くの人が、特に糖尿病とわたり合う中での心理的反応として悲しみを体験しますが、臨床的なうつ病はみんなに起こるものではありません。

さて、大うつ病性障害は最も発症率の高い精神疾患の一つです。アメリカ人の12～20％に及ぶ人が、生涯に一度は臨床的うつ病と診断されると考えられています[12]。うつ病の発症に影響する因子には、病気に向き合わなければならないといった生活環境の変化や大切な近親者を亡くすこと、その他の人生での出来事があります。

もしあなたが臨床的うつ病にみまわれていると感じているなら（特に自殺することを考えてしまうようなら）、ぜひ主治医に相談することをお勧めします。そうすれば、あなたを助けるためにどのような選択肢があるかについて相談に乗ってくれるでしょう。一方、もしあなたが苦しんでいることが、糖尿病のせいで変えつつある、もしくは変えなければならなくなりつつある生活のすべてに対して感じている悲しみであると考えるとしたら、今あなたは正しい場所にやってきているといえるでしょう。そう、この本はまさにあなたのための本です。あなたはこの本から、そういった自然な感情をどのように体験していけばよいのか、それと同時に糖尿病に取り組んでいくにはどのようにすればよいのか、それと同時に健康的に長生きするためにはどうすればよいのかを学び取ることができるでしょう。

糖尿病をよりよくコントロールすることの効果とは？

ここで、良いお知らせに戻りましょう。この章では、合併症の話の前に、糖尿病をよりよくコントロールすることの重要性について説明しました。ここで、それに関して報告した研究を示すことで、あなたに少し喜んでいただけたらと思っています。ここまで説明してきたさまざまな健康問題が、実際にその多くが回避されうるものだということをあなたに確信していただく手助けをすることが目的です。この20年間にたくさんの大規模な、綿密に検討された研究が糖尿病患者を対象に行われましたが、これらの研究は糖尿病・高血糖と失明や腎機能障害、心疾患といった合併症との間の相互関連性について理解を深めるのが目的でした。

The Diabetes Control and Complications Trial（DCCT）

The Diabetes Control and Complications Trial[6]（DCCT）はアメリカの糖尿病と消化器・腎疾患に関する国立機構によって行われた10年にも及ぶ研究です。この研究では、1441人の1型糖尿病患者が無作為に「一般的な糖尿病治療群」と「強化治療群」に振り分けられました。強化治療群では血糖自己測定の実施や1日4回からそれ以上のインスリン自己注射療法、厳格な食事・運動療法の実施、そして月1回の内科医による診察、療養指導看護師や栄養士、行動療法士による指導が行われました。

この研究の結果、強化治療群に組み込まれた患者では、糖尿病性網膜症の相対リスクが76%減少し、同様に腎症では50%、神経障害では60%、それぞれ減少することが明らかにされました。強化治療群ではまた、虚血性心疾患の発症に関する重要な危険因子である、脂質異常症への進展リスクが統計的に有意に低下していました。

この本では主に2型糖尿病を扱いますが、この研究から、血糖値に焦点を当てた糖尿病管理が、実際に人々の人生を変えることがわかると思います。網膜症や腎症、神経障害、心疾患の危険性の低下は印象的です！

UK Prospective Diabetes Study（ＵＫＰＤＳ）

2型糖尿病患者を対象に行われた同様の研究である、UK Prospective Diabetes Study[28]（ＵＫＰＤＳ）においてもＤＣＣＴと同様の結果が示されました。ＵＫＰＤＳは20年にわたって、イングランド・北アイルランド・スコットランド在住の5千人以上の2型糖尿病患者を対象に強化治療の効果を検討したものです。この研究では、より良好な血糖コントロールによって、網膜症の相対リスクが25％、早期腎機能障害の相対リスクが約33％減少することが2型糖尿病患者において示されました。

本研究の研究者はまた、血圧の高かった患者に対し血圧コントロールをよりよくすることにより、糖尿病の長期合併症による死亡や、脳卒中、視力障害の相対リスクが、いずれも約30％減少することを見出しています。この研究では糖尿病の治療に用いられた主要な薬剤（メトホルミン、スルホニル尿素薬、インスリン）のすべてが、同程度の血糖低下作用を示したこと、そして肥満患者ではそれらの薬物の中でも有益なもの（メトホルミン）がある可能性が示されました。

知識は力である、でもそれ以外のものも必要

この章では複雑で恐ろしいような事柄もすべて説明してきたわけですが、そのような状況において糖尿病を有する多くの人がこの病気のことを考えたがらないのも、もっともなことです。２型糖尿病患者の多くが、血糖値やＨｂＡ１ｃ値で示される糖尿病の管理に成功しているとはいえないということを多くの研究が繰り返し示しています。研究者は、糖尿病を有する人と糖尿病診療医がずっと知っていたことを、今まさに認識し始めたところです。つまり、糖尿病をどのように管理すればよいのかを理解しているだけでは、その人が糖尿病を管理できることにはならないということを。これは、糖尿病を有するその人の意志が弱かったり、あるいはその人が落伍者であったりするからではありません。糖尿病を管理するためには信じられないほど困難な生活習慣の変更を行わなければならず、さらにはそれを長期間にわたって継続していくことが必要なのです。

次章では、あなたがあなたの身体や健康を管理し、糖尿病をコントロールしていきたいと思う理由を追求してみたいと思います。本章やあなたの主治医、もしくは医療従事者やその他の情報源からあなたが得た理解をもとにして、あなたがより健康的な人生を送るために必要なことを行えるようにするために、いくつかのスキルを伝授していきたいと思います。

まとめ

糖尿病患者のうち約90％は2型糖尿病患者であり、2型糖尿病はしばしば食事療法や運動療法、内服薬やインスリンなどの薬物療法と、ときに注意深い血糖モニタリングによって管理されうるものである。

糖尿病が良好に管理されない場合に発症する合併症は多数存在するが、多くは予防可能である。

教育は重要であるが、得た情報を、あなたが自分の糖尿病を良好に管理したい理由の核心と結びつけて考えることが重要である。その点こそがこの本の核心である。

第3章 「価値」を付加する

ここまでは糖尿病の基礎知識を説明してきましたが、いよいよここからは、あなたが、糖尿病もひっくるめて自分の人生に何を望んでいるのか、ということについてより深く考えていきたいと思います。それはある面では、多くの糖尿病患者が抱えている「糖尿病なんてどっかへ行ってしまえ！」という希望とは正反対のことになります。この章では、糖尿病と「ともにある」素晴らしい人生をどのように生きていくか、それをイメージとして形にすることを目的としています。

羅針盤としての「価値」

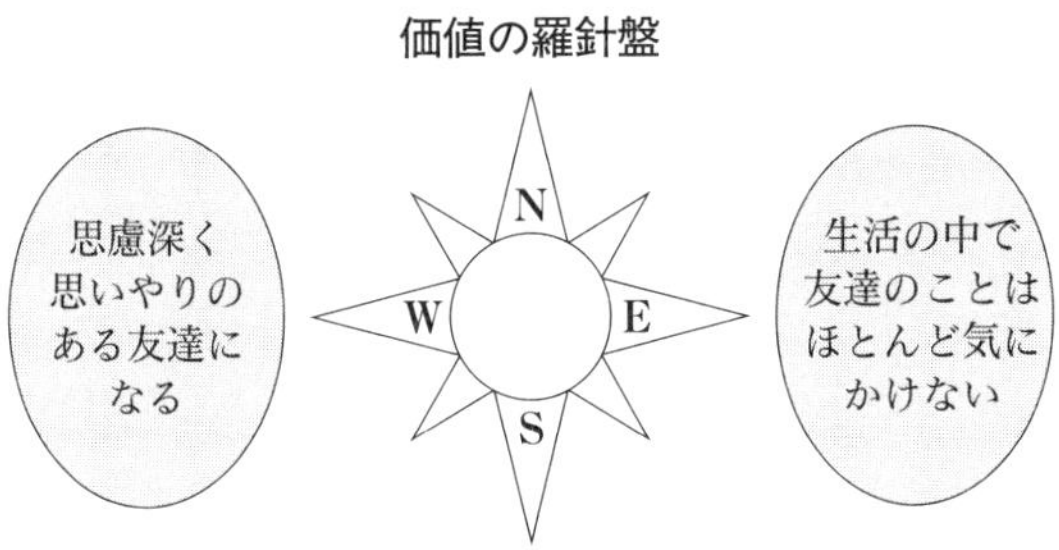

「糖尿病とともにある素晴らしい人生を生きる」ことは、あなたにとっての「価値」と「ゴール」に焦点を当てて考えることから始まります。「価値」という言葉は、他者から求められる社会的、道義的価値観や、それに従わなければ罪悪感を持つという理由であなたが受け容れている価値観を意味しているのではありません。ここではそうではなく、あなたが最も価値を置いていたり、あなたに喜びをもたらしてくれるという意味において、あなたにとって最も重要なものである「価値」について話したいと考えています。「価値」は人生に意味を与えてくれる人生の要素であり、それゆえに自分の「価値」に沿った方法で人生を歩むとき、あなたは生き生きとした人生を十分に、そして意義深く生きていることになるのです。

価値に沿った人生についての考え方の一つは、あなたの「価値」をあなた独自の「羅針盤（コンパス）」と考えることです。あなたが自分の「羅針盤」に注意を払うとき、その羅針盤はあなたを人生で最も望んでいる方向へといざない、人生が終わるときに最も後悔しなくてすむような生き方ができるよう手助けしてくれます。

この「価値の羅針盤[11]」は、実際の羅針盤と同じで、東西南北の漠然とした方向を指し示してくれるにすぎません。あなたの行く道すじで何が目印になるのかをはっきりと示してくれるわけではないのです。つまり、「価値」に注意を払うということは、羅針盤を見れば今、西に向かっていることがわかるようなものです。それは単なる方向であって、目的地ではなく、それゆえにあなたは決して自分の価値を「生きつくす」ことはなく、どこまで行ってもそこからさらに「西」があるのです。例えば、あなたが思慮深く、思いやりのある友人でありたいという「価値」を持っていたとしましょう。あなたは決してこの作業を完遂することはできません。あなたは友人に対して思慮深く、思いやりのある行動をたくさん行うことができますが、明日には今日よりもっと思いやり深くすることができるでしょう。まずはカルフォルニアを目指して西へ進み、そこからはハワイを目指して西へ進み、そしてそこからはアジアを目指して西へ進む、どこまで行っても明日にはさらに進むべき「西」があるようなものです。

出発しましょう

このプロセスへと旅立つためには、まず初めにあなた自身の人生について、まるごと、今現実にあるがままに考えてみることが重要です。さあ実際に、糖尿病用ノートか何か紙とペンを持って、あなたの人生についてノートをとってみましょう。

ありったけの積極性で

人生の明るい面から始めましょう。あなたは何に一番誇りを持ったり、楽しみを感じたりしていますか？　特に大切なことを二つか三つ、書き出しましょう。育て上げた子どもたち、もしくは今現在育てている大切な子どもたちのことを書く人もいるかもしれませんし、大事な仕事のことを書く人もいるかもしれません。他にも、手塩にかけた素晴らしい庭園や、テニスのバックハンドの技術について書いている人がいるかもしれません。もしかしたら、答えるのが難しいと感じている人もいるかもしれません。もしそうなら、それでも結構です。それはそれで重要な情報をわれわれに教えてくれます。あなたが誇りに思える部分を、あなたの人生の中に築き上げるチャンスを、われわれが手にしているということになるのですから。

挑戦の時

さて、人生の明るい面をリストアップしたら今度は、暗い面については何が思い浮かびますか？　自分の人生について思い巡らすとき、何か困難に感じることはありますか？　もしあるなら、最も苦しく感じることを一つか二つ、ノートに書き出してみてください。友人や家族、職場の同僚との人間関係のしがらみを暗い面ととらえている人もいるでしょうし、糖尿病治療が順調にいっていないことを書く人もいるでしょう。何を問題にするにしても、可能な限り具体的に考えるようにしてください。例えば、問題は糖尿病にかかったこと、と書くよりは、糖尿病にかかったことの中でも、正確にいうと何が一番あなたにとって問題なのかを考えて書くようにしてください。あなたが抱えている問題は、自分自身の手で糖尿病を管理、治療することの難しさですか？　それとも、糖尿病が人間関係へ及ぼす影響？　このように具体的に書き出すことで、手がつけにくい漠然とした事柄を突きつけられるよりも、それぞれの問題に対しどのように考えを進めていくべきか焦点を絞ることができます。もし何の問題点も浮かんでこないなら、それも結構です。この作業の目的は、問題点を見つけることではなく、われわれが取り組んでいく最も大きな領域について自覚することだからです。

ささやかな夢を見ましょう

次に、あなたの糖尿病に対する夢や希望について語り合いたいと思います。糖尿病に関連する「価値」は通常いわれるところの価値と同じですが、ここでのわれわれの目的に即していうと、糖尿病を療養するという観点において特に抱いている特別な「価値」に焦点を当てていくつもりであるということを、はっきりさせておきたいと思います。これは糖尿病が他の病気とは異なるという点でも重要なポイントなのです。糖尿病にはあなた自身の手で積極的に行動に移さなくてはならないことがたくさんあるということを覚えておかねばなりません。

ここで、ご自身に問いかけてみてほしいのは次の質問です。あなたは、糖尿病とともにあるあなたの人生が、どんなふうだったらいいと思いますか？　そして、もしどんな制約もなしに、望む通りの糖尿病の療養方法を選択することができるとしたら？　さて、ここでは現実の糖尿病治療についてリストアップすることはやめましょう。その代わり、あなたが糖尿病治療に最も望んでいることを書いてみましょう。糖尿病が突然きれいさっぱり消えてしまうこと、と夢のようなことを書くのには心惹かれますが、われわれが知りたいのはそれよりも、糖尿病がどこかへ消え去ってしまうことはないと仮定したときに、あなたが「あなたの糖尿病治療」についてどれくらい理想的に表現できるかなのです。

例えば、もしもあなたが、糖尿病の食事療法や運動療法を非常にうまくこなし、かつ血糖値が適正範囲を逸脱してしまいかねない行為にふける誘惑をうまく制御できる人間でありたいと夢見ているなら、そのように書いてください。または、いつもきちんと服薬したうえに、定期的に血糖値を測定していつも血糖値が適正範囲内に収まっているような人間であることを夢見るなら、そのように書いてください。

興味深いことに、人が自分の人間関係や活動性について夢に思い描いていることは、しばしばその人の糖尿病に関する「価値」に直接結びついているということをわれわれは見出したのです。例えば、どうして糖尿病治療をすることが重要なのかを尋ねたとき、患者らはたびたび、家族とともに過ごすため、孫の卒業に立ち会うため、活動的な人間であり続けるために良い健康状態を保つことが重要だと答えました。それらの「価値」はわれわれが「糖尿病に関連する価値」と考えるところのものとダイレクトに結びついていました。つまり、糖尿病患者自身と、その人の抱いている未来への希望や夢との間には実際どんな乖離《かいり》もなかったのです。

根本をおさえましょう：あなたの「価値」を定義する

あなたの「価値」を、前に進むための羅針盤として活用するために、最初に「あなた個人にとっての価値」は何かを決定する必要があります。これはちょっと難しいかもしれません。

お葬式のエクササイズ

人生を自分で選ぶことができるならば、どのようであってほしいと望んでいるのかをはっきり理解することは、非常に自覚的に生きている人間にとってさえとても手ごわい作業です。これに役立つエクササイズがあります。われわれはこれを「お葬式のエクササイズ」と呼んでいます(11)。このエクササイズでは、あなたがあなた自身のお葬式に参列しているところを想像してもらいたいのです。お葬式に参列しているすべての人と、起こっているすべての出来事を観察することができるけれども、あなた自身は誰にも気づかれないと想像してください。さて、このあなたのお葬式という状況で、さまざまな人があなたについて「語るであろうこと」を想像するのではなく、あなたが人に「一番言ってほしいと思うこと」を想像してみてください。ここではなるべく大きな夢を描いてもらいたいのです。さあ、現実的な状況に縛られないで。

◆夫／妻／恋人

例えば、初めに夫や妻、もしくは恋人について想像してみましょう。もし、今は恋人がいなくても恋人がいたらいいなと考えているのなら、あなた好みの恋人がいるものとして考えてみましょう。そのような人が今現実にいるかどうかは別として、あなたはその人たちに、自分がどんな人間だったと語ってほしいですか？　パートナーに言ってほしいことを書き出してみましょう（忘れないでください。これはあなたが言ってほしいと願っている言葉であって、彼らが現時点で実際に言うと推測される言葉である必要はありません）。

◆家族

次に、家族の場合について考えてみましょう。家族の中で（お母さん、お父さん、姉妹、兄弟、おばさん、おじさん、祖父母、いとこ、姪、甥、息子、娘）、誰に弔辞を述べてほしいですか？　そしてその中で、あなたがどんな娘／息子／姉妹／兄弟／姪／甥／孫／いとこ／おば／おじ／母／父だったと言ってほしいですか？　書き出してみてください。

注意点：これら親類関係にある人の中にはすでにお亡くなりになった方もいらっしゃるでしょうし、そのような人たちとの関係であなたがどうありたかったかを考えると、気づまりな感じがしたり悲しくなったりするかもしれません。そういった人たちとの関係に影響を与えたものを、今から元に戻すことも変えることもできませんが、そこでの感情に気づくことが、現在あなたを取り巻く人間関係の中で何があなたにとって一番重要かを決定するのに非常に役に立つのです。そしてそれこそが、このエクササイズを行う目的でもあります。悲しみや否認といった感情に対する対処法については、第5章でより詳しくお話ししていこうと思います。

◆友人

次に、友人関係について考えてみましょう。今現在、どんな交友関係をお持ちですか？　どんな交友関係を結びたいとお考えですか？　社交的にたくさんの友人と交わりたいと考えていますか？　それとも内面的な体験を分かち合えるような、少数でも親密な交友関係を望みますか？　友人の中から、あなたがどのような友人であったかを語ってほしいと思う人を想像してみましょう。もしそれにふさわしい親密な友人がいないのでしたら、どのようなタイプの人が友人として手を挙げてほしいか想像してみましょう。あなたはその人に、あなたがどのような友人であったと語ってほしいですか？　書き出してみましょう。

◆仕事／日々の活動／教育

さて次は、職場や日々を過ごす活動場所からの出席者が、あなたがどのような経営者／上司／部下であったか語るのを想像してみましょう。彼らに、あなたはまじめな人だったとか、くつろいだ雰囲気ののびのびとした人だったとか、大望を抱いて猛進するような人だったとか、どのように話してほしいですか？　もしかしたら、これら全部言ってほしいと思っているかもしれませんし、反対にどれも言ってほしくないと思っているかもしれません。あなたがどのような経営者／上司／部下だったか、一番覚えておいてほしいことは何ですか？　それを書き出してみてください。

それから、あなたがともに働いた同僚にとってどのような人間だったと言ってほしいですか？　いつも目前の仕事に集中していたと言ってほしいですか？　それとも面白い同僚だったと言ってほしいですか？　ここで尋ねているのは、あなたの同僚が現時点で間違いなく話すであろうことではなく、もしあなたに選択する自由があるとすれば、あなたは同僚に一番何と言ってほしいかということです。繰り返しになりますが、あなたが彼らに望むところの弔辞を書いてください。

では次は、あなたがどのような学生であったかを話す人を想像してみましょう。あなたがどのように学習し、教育というものをどのように認識していたか、人生を通してどんなに成長したか語ってもらうとすれば、どんなことを一番言ってほしいですか？　もしかしたら、あなたは今現在どこかの学生かもしれません。そんなあなたは、いつも勉強していた、いつもクラスで発言していた、もしくはいつも自分の知識の幅を広げようとしていた、と語ってほしいですか？　あるいは、あなたの学習姿勢はより現実に則していたとか、教室の中で学ぶことよりも体験に重きを置いていた、と言われたいですか？　もしあなたが自由に選択することができるのなら、あなたがどのような学生であったのか、どんな形容詞を用いて話してほしいですか？

◆地域生活

続いて、あなたの住んでいる地域から参列者があって、あなたがどのような地域住民だったかを語るところを想像しましょう。あなたは彼らに何と言ってほしいですか？　地域の活動にも熱心な尊敬すべき隣人であった、と言ってほしいですか？　それとも、地域に溶け込んでいた、と言ってほしいですか？　あなたにとって重要な関心事であった活動に心血をそそいだ、と言ってほしいとすれば、その活動とは何ですか？　もしくは、あなたは自分が正しいと信じる変革を実現するために、あなたの属する政治機構、つまり地域や州、国、もしくは世界全体においてなくてはならない人間だったと言われたいですか？　もしくは、政治とはかかわりの少ない手段で、強い影響力を持っていたと言われたいですか？　あなたが、地域住民としてのあなたをどのように評されたいか、書いてみてください。

◆宗教／スピリチュアリティ

もしそうするのがよければ、あなたのスピリチュアリティや宗教心について話してくれる人についても考えてみましょう。あなたはその人に何と言ってほしいですか？　もしかしたら、あなたはたいへん信仰心に厚く、神と教会に対して深い信心を持っていたと言ってもらうことを選ぶかもしれません。もしくは、既存の宗教とは異なった方法で、大地や自身のスピリチュアリティと深く結びついていた、と言われる方がしっくりくるかもしれません。あなた自身のスピリチュアルな価値とはどのようなものか考えて、もし何か思いつくようなら、それについて何と言ってほしいか書いてみてください。

◆健康

最後にあなたの人生の中から、あなたがどんなに健康に気を配っていたかを語ってほしいと思う、一番適切な人を選び出しましょう。あなたはその人に、あなたが自分の健康のことをとてもよく考えていて、しかもいつもよく管理していたと言ってもらいたいですか？　それとも、健康についてはおおらかな考え方を持っていて、たとえ常に最善の健康状態ではなかったとしても、いつも人生を十分に味わい尽くしていたと言われたいですか？　または、糖尿病をどれほど注意深くケアしていたか、言及してほしいですか？　心に留めておいてほしいのは、ここでは、今現在あなたがどのように自分自身の身体や糖尿病をケアしているかについて人に言われるだろうと思われることを挙げる必要はなく、人生すべてが完全にあなたの望む通りにいっていると仮定したときに、あなたは何と言われることを選択しますか、ということです。あなたがあなた自身の身体や糖尿病の管理の仕方について、言ってほしいと思うことを書き出してみてください。

ここでは、いろいろな領域で、あなたが人からどのように見られていたいかについて書き出してもらいました。それでは、ここで少し時間をとって、あなたの「価値」のリストを作り上げていきましょう。時間をかけて、前述のそれぞれの領域において、あなたが人からどのように思われていたいと願っているのか見ていきましょう。ここに含まれる情報はとても重要です。なぜなら、それぞれの領域におけるあなたの「価値」が、書いたものの中に含まれているからです。例えば、もしあなたが最も親しい友人に、あなたは思慮深く、思いやりがあって、いつもそばにいてほしいと思える、秘密を信頼して分かち合える、そんな高潔な友人だったと言ってほしいと思っているなら、あなたは思慮深く、思いやりがあり、高潔で、愉快で、信頼できる友人であることに「価値」を置いているということなのです。ここまでのそれぞれの場面について自分が書いたことを見返してみて、この交友関係の例のように、それぞれの場面においてあなたの「価値」を示す文章を一つか二つ書き起こしてみましょう。ここで、これらの言葉があなた自身の「価値」を反映したものでなくてはならないことを忘れないようにしてください。あなたがそこに価値を置くべきだと「考えている」ことや、他人がそれに価値を置くべきだと「あなたに求めている」ことではないということです。

あなたの「価値」を生きる：現実生活のゴール

上述したように、あなたが自分の多様な人生のすべてを管理下におくことができると仮定した場合に、自分の人生がどのようであったらよいと一番強く願っているのかを時間をかけて考えることには、たくさんの理由があります。おそらく、ここでわれわれが目的としていることの中で最も大切なことは、このようにアセスメントしていく中で、ゴールを設定するに際しての、明確な方向性を手に入れることができるということです。ゴールは、それが道しるべであるという点において、「価値」と似ています。しかし、「価値」を羅針盤として用いるのに対して、ゴールはわれわれが目指す地図上の場所に相当するといえるでしょう。場所は、例えば「西」のような方向とは異なり、そこに到達することができ、達成した場合に「済」のチェックをつけてリストから消すことができます。したがって、ゴールは「価値」にそって生きていく人生の途上にあるポイント／地点なのです[10]。

この人生の旅路に明確なゴールを設定するためには、まず初めに、人生のすべての領域における自分の「価値」に関して、先にあなたが書き出したことを見ていくことが必要です。あなたの人生のテーマとして、何が浮かび上がってきますか？　例えば、自分の人生をどのように生きるべきか選択するときに人間関係が中心的な役割を果たしていると気づきましたか？　ゆったりと落ち着いてリラックスしているとか、あるいはまじめで野心的といったような、そんなあなた特有のスタイルが浮かび上がってくるのに気づきましたか？　これまでアセスメントした事柄から、あなたが気づいたことを二、三書き出してみましょう。

恋愛関係におけるゴール

それでは、あなたの「価値」に基づいたゴールの設定に取り掛かりましょう。もしあなたにとって目立つパターンがあるなら、まず初めに人間関係を見てみましょう。最初に、もし恋愛関係をリストに挙げているなら、その領域のあなたの「価値」を見ていくことから始めましょう。もし、今現在パートナーがいて、その人との関係において自分がもっと○○であればいいのに、と思って書き出したこと（思慮深い、愛情深い、尊敬に値するパートナーである、など）があったら、あなたがその「価値」にそって生きていくためにできる具体的なことを一つ二つ挙げてみましょう。例えば、愛情深いパートナーでいることに価値を置いているのだとしたら、パートナーに対して愛情深くあるためにできることは何でしょうか？　パートナーは「ちょうどあなたのことを考えていたところなの」とメモや電話で伝えるといった、ちょっとしたサプライズを喜んでくれるかもしれません。あるいは、マッサージをしてあげたり愛情や感謝の気持ちを伝えたりしたら、とても喜んでくれるかもしれません。ここでのポイントは、漠然と誰かに愛情深い姿勢で対しようと思ってアイデアを出すのではなく、あなたのパートナーにだけ、特別に愛情を込めた行動をしようと考えてアイデアを出すことです。この調子で、恋人との関係におけるあなたの「価値」にそってできる特別な行為を、二、三挙げてみましょう。その行為は、パートナーを世界一周の旅に連れ出すというようなでっかいことでもよいですし、電話で「あなたのことを思っているわ」と伝えるだけの小さなことでもかまいません。ほとんどの人はあらゆる領域で小さなゴールと大きなゴール、それらの合わさったものを思い描いています。一番重要なポイントは、そのゴールが、すぐに実現できることか時間がかかることかにかかわらず、達成可能なものであり、今日実行できる、または今日それに向かってスタートできるものでなくてはならないということです。

もし今パートナーがいないとしても、恋人との関係においてあなたの「価値」をどう実現していくか、今から考えておくことは重要な意味を持つでしょう。例えば、将来的に誰かと深く結びついたパートナーになることに価値を置いているけれど、今現在は本気の関係を持っていないとしたら、あなたが今の生活の中で、どんな人とであれ真剣な恋愛関係を築きたいと望んでいるのかを確認するために、今現在あなたが持っている人間関係を評価してみることには意味があります。もし強固な恋愛関係を築きたいと望んでいるなら、その方向へ向かうためのゴール設定ができるはずです。もし、今現在、生活の中にには深い結びつきを持ちたいと願うほどの人はいないけれど、それでも真剣な恋愛関係を築くことに価値を置いているなら、あなたのゴールは、その特別な誰かを見つけるために趣味のサークルに参加したり、シングルの会に参加したり、オンラインの交際仲介サービスを利用したりするなどといったことに関連してくるでしょう。心に留めておいてほしいことは、こういったタイプのステップを踏むことで、ときとして不快な感情や不安が強くなることもあるのですが、それでもまったくかまわないということです。後ほど、「価値」を生きることを邪魔するものについて説明します。今しようとしているのは、まずはそれぞれの領域で、どのようなゴールがありうるのかを挙げてみることです。

家族関係におけるゴール

次に、家族関係についての「価値」を考えてみましょう。多くの人にとって家族関係というのは最も思い通りにならないものだと思います。しかしながら、根気よく「価値」に焦点を当てて見ていれば、家族関係がどこを目指していくべきなのかが、わかるようになってくることもよくあります。例えば、もしあなたがご両親にとって思いやりのある息子・娘であることに「価値」を見出しているとするなら、その「価値」を遂行するためにはどのようなゴールが設定できるでしょうか？　あなたにとってご両親がどれほど大切な存在かを、メッセージカードや手紙で知らせることが、ご両親にとって思いやりのある態度になるのかもしれません。もしくは、ご両親が近所に住んでいるなら、定期的に昼食やお茶に招くというのも、思いやりある行動かもしれません。繰り返しになりますが、あなたが今日からその「価値」を生きるために実行に移していくことが可能な行動である限り、ゴールはすごく大きなものでも、ささやかなものでもかまわないのです。

もしあなたのご両親がすでに亡くなっていたり、他のご家族、義理のご家族や子どもがいるという場合には、あなたがどのような兄弟、いとこ、義母／義父、もしくは親になれるのかにより焦点を当てたゴールの設定が必要かもしれません。繰り返しになりますが、この作業の目的は、あなたの「価値」とは何なのかをよく観察し、その「価値」と、あなたにとっての特別な、いつも心に留めている人たちの両方に関連した具体的なゴールを見つけ出すことにあるのです。注意していれば、われわれの人生にかかわる人たちが、どうすれば愛情深く、尊敬に値し、思いやりと包容力のある人になれるのか、その方法を教えてくれます。

友人関係のゴール

交友関係は、ほとんどの人にとって、満ち足りた人生を歩むために重要な位置を占めています。交友関係についての「価値」を考えるとき、あなたにとって一番大切なことは何ですか？　この領域であなたが設定できそうなゴールは何でしょう？　いつもそばにいられる友人であることに価値を置いているなら、電話して最も親しい友人の近況を確かめたり、一緒に過ごす機会をセッティングしたりすることがゴールかもしれません。もし、望んでいるほど多くの友人がいないのだとしたら、友人になれそうな人たちに出会う機会を増やすために、同じことに興味を持っている人に接触するチャンスになる活動や集会、イベントに参加することがゴールになるかもしれません。あなたがどんなタイプの友人であることに価値を置いていてもかまいませんので、その価値にしたがって生きるために必要な鍵となることをいくつか書き出してみましょう。

雇用関係や日々の活動における人間関係についてのゴール

次に労働者／同僚であることに関連した「価値」について考えてみましょう。もしあなたの「価値」が、誠実な労働者であることに重きを置いているなら、今よりもっと誠実になるためにあなたにできることは何でしょう？　もしかしたら、あなたはすでにこの「価値」についてできることはすべてやっているかもしれません。でももしそうでないなら、行動に移せるステップとしては何があるでしょう？もし所属する企業や組織の成長に貢献できる、忠実な労働者であることに価値を置くなら、その価値に関連して設定できる具体的なゴールについて少しの間考えてみましょう。例えば、通常は参加する必要はないけれども、参加すれば所属する組織のことがもっとわかるようになり、貢献するための方法を知ることに役立つかもしれない会議や研修会に参加しておくことが、ゴールになるかもしれません。もしくは、お互いに支え合い、深くかかわり合う職場の一員になることに価値を置いているなら、同僚や同僚の生活をもっと理解するために、同僚との仕事後の飲み会をセッティングすることがゴールになるかもしれません。もし自営業のため家で仕事をしていたり、子育てに専念していたり専業主婦であったりする場合、仕事のうえでの「価値」や「ゴール」は家族に関連したものや、親としてのゴールになるかもしれませんし、家庭環境をどのように整えていくかという点に価値が置かれるかもしれません。

もし、今現在、職に就いていない、あるいはすでに退職している場合にも、職に関連した「価値」を検討することは重要であり、そうすることで、あなたにとって重要ではあるけれども以前のようにはっきりとしていない領域に関する重要な情報が得られるでしょう。例えば、もしあなたが文化に貢献したり人助けしたりすることに価値を見出していて、かつ今現在は価値に見合っていた職から退いている場合、今後も文化的貢献や人助けができるボランティアとしてのポジションを見つけることがゴールになるかもしれません。もしくは、仕事一徹人間であることに価値を置いているけれども今は職がないとすれば、あなたに適した長く続けられる職を見つけるまでのつなぎとして、一時雇いの仕事を見つけることがゴールになるかもしれません。

教育におけるゴール

人によっては重要な「価値」となるものの一つに、教育と学習があります。あなたが学習に関する価値を書き出していれば、それについて考えてみましょう。その価値から、どのようなゴールを設定することができますか？　例えば、もしあなたが生涯学び続けたいと考えているなら、具体的にはどういうことになるでしょうか？　いつも興味は持っていたけれど学ぶ機会のなかった事柄を、地域のカルチャーセンターや公開講座で受講することがゴールになるかもしれません。もしくは、もっと個人的に、読書や学習の対象を広げていくことがゴールかもしれません。体系立った教育を受けることに価値を置いている場合には、学校に入りなおして、ずっと習得したいと思っていたけれども時間をとれなかった単位や卒業証明書を取得することもゴールになるかもしれません。ゴールは、単位の取得という大きなものから、ずっと興味を持っていた事物について書かれた本を図書館で探してくるような小さなことまで、価値が指し示す方向にしたがってあなたが日々行動に移していくことができるものである限り、何でもかまいません。繰り返しになりますが、この「価値」はすべての人が重要と思うものである必要はありません。少数派であっても、それがその人の興味や関心を人生や将来へと結びつけるのに役立つものであればよいのです。

地域住民としてのゴール

次は、すべての人にとって重要とは限りませんが、一部の人たちにとってはとても重要な、地域住民としての「価値」です。この領域における自身の価値について考えてみるとき、ゴールとして何が思い浮かびますか？　もし、あなたがその地域に欠かせない住民でありたいと願い、自分の時間をボランティアに捧げることに価値を置いているけれども、どうやって始めればよいのかわからないでいるのだとしたら、一つのゴールとしては、ボランティア紹介のウェブサイトで、お住まいの地域で参加可能なボランティアがないか調べてみるということがあるでしょう。もしくは政界に参加したり、政治的な運動、政党、政治家と一緒に行動していると感じることに価値を置いているなら、そういった政治組織に連絡をとったり、政治運動に参加することがゴールになるでしょう。

スピリチュアルなゴール

なかには、最も重要な「価値」をスピリチュアルなものに見出す人もいます。その一方で、スピリチュアルなものは「価値」リストの下位だったり、まったく価値を見出さない人もいます。あなたがどちらに属しているかはさておき、しばらくスピリチュアルな価値について考えてみましょう。あなたの人生におけるスピリチュアルな側面に焦点を当てて考えたとき、どのようなゴールが設定できますか？自らのスピリチュアルな源に日々接していることに価値を置いているのだとしたら、祈り、瞑想、沈思のための時間を毎日確保することがゴールになるかもしれません。宗教団体や教会の献身的で信心深い信徒になることに価値を置いているなら、礼拝や信徒の役割としての仕事に参加するために、毎週一定の時間を捧げることがゴールになるかもしれません。もし、現在の生活で、ここに述べたようなことが大きな重要性を持つ「価値」ではないとしたら、その状況を変えたいと思っていますか？　もしそうだとしたら、さまざまなスピリチュアルな伝統や宗教について学んだり調べたりして、どれがあなたにぴったり合うのか決めるために時間をとることがゴールになるかもしれません。

健康のゴール

最後に、健康についての「価値」について考えてみたいと思います。健康に関する「価値」について考えるとき、あなたはどんなことに気づきますか？　健康に関連した価値に基づいてゴールを設定しようと考えると、かつて同じことをしようとしたのだけれど、結局達成できなかったときのことが思い出されるのに気づく方もいることでしょう。これにはとてもがっかりさせられるし、これ以上ゴール設定のことを考えるのが困難に思われてくるかもしれません。それでもここでの目的にそって、あなたの「価値」が何なのかに気づくこと、まずそのことから始めてみましょう。あなたは自分の健康管理に時間をかける人になることに価値を置いていますか？　もしくは現時点では、他に時間を費やすにもっと重要と思われる価値がありますか？　もしあなたが自分の健康管理に時間をかけることに価値を見出しているなら、この価値について思いをめぐらすとき一番に出てくるのはどのようなゴールですか？

今話しているタイプのゴールについて、一つ例を挙げると、毎日2皿分の野菜を継続して摂取すること、そしてそこから先に進めていくことがあります。なかには、毎日運動することの方がもっとやりがいのある大変なことで、野菜をとるのはそれほど難しいことではないと考える人もいるでしょう。あるいは、定期的な血糖測定や薬を飲むことの方が難しいと感じている人もいるでしょう。現時点では、あなたの健康に関する価値の中でどの部分に最もてこ入れが必要かということに焦点を絞ると同時に、過去にあなたが健康習慣を変えようとした際に妨害したものについて心配しすぎたり、とらわれすぎたりしないで、健康に関して合理的な、実行可能なゴールを設定するようにしましょう。この後すぐに、「価値」を生きるのを妨害するものについて話そうと思います。しかしここでのわれわれの課題は、「西」へと向かう旅路の途中であなたが「どこに」立ち寄ればよいのかを明らかにすることなのです。

バリア、バリア、バリア

ある領域でどのようなことに「価値」を置くのか、その「価値」を生きるためにどのような具体的なゴールや行動が必要となるのかについて、少し腰を落ち着けて考えてみることは、意義深い人生を築き上げていくための方向性を打ち出す初めの一歩として重要です。しかしながらこの作業では、自分の目指す方向に向かって前進することに伴うある重要な側面を意識的に避けています。その途中にあるバリア（壁）のことです。もし、人生において目指す場所へと向かう途上に何のバリアもなかったら、あなたはすでにそこにたどり着いているでしょうし、おそらくこの本を買うような手間をかける必要もなかったでしょう。現実には、バリアが存在していて、それは行く手を妨げるレンガの壁でもあるかのように、ときとして実にリアルに感じられるのです。しばらくの間、あなたの人生にはどのようなバリアが存在するのか探索してみましょう。

時間のバリア

「価値」に向かって進もうとするときに、多くの人にとって大きな障害となるのは時間です。やりたいことを全部やってしまいたいと思っても、いつも時間が足りないように感じられ、人生の質を向上させてくれるはずのさまざまな物事に関しても、計画したり行動に移したりすることはもとより、それについて考える時間すらない余計なことであるかのように感じることになってしまうのです。ゴールを設定したり価値を見出したりすることに時間を費やすなんて、サルに韻律を教えることに時間をかけるようなものだと言った患者がいました。つまり、サルは決して話すことを学んだりはしないのだから、そんなことは無用で余計なことだというのです。このメタファーで患者は、自身の人生に取り入れたいと思っている物事すべてを明確にするかどうかということは、ある決定的な要素を欠いている以上、決して現実的な課題とはならないということを言っていたのです。その決定的な要素とは、「時間」です。この患者は、「火を消すこと」に忙しすぎ、まだ終わらせていないことや取り組んでもいないことのネガティブな結果に対処するために忙しすぎて、人間関係や健康にかかわる行動を改善することができなかったのです。

このような考え方は、誰もが陥っている、ありふれた考え方です。残念なことに、このことはわれわれの多くが人生を生きることをどう選んでいるかということではありません。このように考えていてもなお、われわれは、物事を引き受けすぎてしまうか、限界を設けないでいてしまうか、人生を大切で意義深いものにするために必要なことは何なのかを考えることもしないことになってしまう人間の、まさに一人なのです。われわれがときとして何もわかっていないことがあるということをいっているのではありません。しかし、もしあなたが自分の人生を一度は体験することになるとしたら、責務としてしなくてはならないことと本当に大切なことのバランスをとることを望むのではないでしょうか？

あなたの価値を生きるために時間を確保するプロセスは、初めは難しい試みでしょう。そのためには、どのゴールに焦点を当てるかを最初によく見きわめる必要があるでしょうし、あなたの価値とは合わない物事に関しては制限することも学ばなければならないでしょう。バランスをとるには時間がかかります。でも、いったん価値やゴールを踏まえて考えることに慣れたら、本当に大切な物事のために時間を作り出せるような方法で人生を生きることがもっと容易になってくるでしょう。

エネルギーのバリア

「価値」を生きるうえで、多くの人が足をとられるもう一つのバリアは、まったく新しい行動や活動を起こしていくためのエネルギーを見出すことです。これは糖尿病患者、特に血糖コントロールが良好でない糖尿病患者にとっては特に重要なことかもしれません。もし、自分の価値を生きるために一歩踏み出すときに、一貫して努力し続けるためにはエネルギーが少なすぎると感じたら、もっとエネルギーにあふれた自分になるために、初めに健康に関連した「価値」に取り組むことから始め、食生活や運動量を変化させる（食事療法や糖尿病に関連した運動療法・栄養指導に触れた第7、8章を参照のこと）ことから始めるのが重要かもしれません。

感情のバリアと思考のバリア

最後に、「価値」が指し示す方向に向かって行動するうえでバリアとなりうるのは、あなた自身の感情や思考です。人生のある特定の側面について考えることは、荷が重すぎて、それについて考えるのをやめられなくなったり、逆にまったく考えないように無視しようとしたりするかもしれません。悲しみ、孤独、不安を感じたら、そんな考えはどこかに押し込めてしまおうとするかもしれません。これらはたしかに多くの人が選択してしまう対処法ではありますが、第1章でも説明したように、この方法の効果は一般的には長続きせず、そもそも価値にそって生きることからあなた自身を遠ざけてしまいかねないものです。

ケンの例を挙げます。2型糖尿病に罹患した肥満の45歳男性で、主治医からわれわれのクリニックへ、糖尿病をもっと効率的に管理するための時間やエネルギーを見出すための手助けをしてもらいたいと紹介されてきた患者です。ケンにとって一つの大きな問題は、彼がまったくの孤独であり、誰かいい人に出会って結婚し、家庭を作るといったチャンスもないまま、糖尿病で死んでしまうのではないかという不安でいっぱいになっていることだということが、すぐに明らかになりました。この問題と、自分の体格について恥ずかしく感じること、そして体重が重いせいでどんな女性も自分を恋愛対象としては見てくれないだろうという思い込みのせいで、自分の孤独感と糖尿病の両方について、努めて考えないようにしていたのです。ケンは仕事が終わったらまっすぐ帰宅し、毎晩ソファーに座ってテレビを見ながらこのような感情を「麻痺」させようとするのだと語ってくれました。当然のことながら糖尿病も愛情に満ちた生活も、ソファーの上の生活からは良い方向に向かうことはなかったのです。

次の章では、人生において重要なことに焦点を当てて考えることによってわきあがってくるであろう感情への対処法とともに、糖尿病についての感情にもうまく対処していく方法について時間をかけて話していきたいと考えています。あたかもあなたの感情が、あなたが「価値」の指し示す方向へと前進するのを妨害する力を持っているかのように思えるかもしれませんが、しかし、実はいつの時点でもあなたは運転席にいるのですから、どんなスピードで「西」へ向かうかについては、あなたが決定権を持っているということを覚えておいてください。

冷蔵庫に貼っておく

あなた自身の個人的な「価値」を定義づけることは、生き生きとした意義深い人生を歩むための重要なステップの一つです。しかしながら、このステップを、人生を通じた首尾一貫した変革へと導くステップとしてではなく、1回きりのエクササイズとして扱ってしまったのでは、その有効性が損なわれてしまいます。もっと持続力のある変革を確実にするための方法は、日々の生活の中で、自分の価値を目につくところに提示しておくことです。

生活の中で簡単にこれを実行する方法は、あなたが作成したリストと思いついた考えを書いた紙を家や部屋の目につくところに貼り付けておくことです。たいていの人が目にする最良の場所は冷蔵庫です。われわれは、こうしていつも目につく場所に「価値」を提示しておくことが、健康に関連した価値を実行する場合、特に有効であることを発見しました。しかし、多くの人は、健康に関連したものだけではなく、生活のさまざまな場面に関連した価値や目標としているゴールのリストを作成し、それを冷蔵庫に貼り付けておいて毎日それを思い出すようにしています。われわれのクリニックに通院している患者の一人が、次のような表を使って作ったリストを持ってきてくれました。これはヘイズ、スミスの著書[10]『ACTをはじめる―セルフヘルプのためのワークブック』（武藤崇ほか訳、星和書店）に掲載されている同様の表をもとにしたものです。

あなたに一番合うやり方を試して見つける必要があります。われわれの助言は、とにかくリストを書き出して、毎日目にする場所に置いておくようにすること、これだけです。もう一つ、以上で説明した書き方について注意しておくことがあります。次の表を作成した男性は「すべての」価値を書き出して

価値	ゴール	バリア	解答
愛情深く協力的な夫であること	・電話で「君のことを思っているよ」と言う ・妻がそうするのが好きなので、起きたらベッドを整える	・思い出すこと ・時間	・仕事で使うパソコンにポストイットを貼っておく ・目覚まし時計を3分早くセットしておく
孫の成長を見届けるために健康な人生を送ること	・1日に3皿分の野菜をとる ・牛肉を食べるのは週に1回とする	・手元に新鮮な野菜がない ・仕事に出ている日の昼食はファストフードである	・週末に野菜を買い込んでおく ・前日にお弁当を用意しておく

冷蔵庫に貼り付けていました。妻に「君のことを思っているよ」と伝えようとして、初めて仕事中の妻に電話したとき、なんと妻は彼に「どうしてベッドをちゃんとなおしておかなかったの！」と問い詰めたのだそうです。したがって、もしあなたが家族に関係するゴールを設定し、それを家族に見られたくなければ（家族もたぶん冷蔵庫を使用するでしょうから）、あなた一人が毎日確認できる場所にリストアップを貼っておく方がよいでしょう。

まとめ

「価値」は意義深い人生を送るための方向を指し示す羅針盤であり、価値に基づいた「ゴール」は人生という旅の途上にある目的地である。

時間の制約や限られたエネルギー、そして否定的な感情や思考といったバリアが立ちはだかるかもしれないが、それらはあなたの目指す方向を変えるものではないことを忘れてはならない。

パートⅡ

糖尿病のアクセプタンス

第4章 あなたはこれまでどのようなことに取り組んできましたか？

あなたが糖尿病患者だと診断されたのが今朝のことだというのなら話は別ですが、おそらくあなたはこれまで「自分は糖尿病患者だ」という事実にうまく対処するためにたくさんのことに取り組んできたことでしょう。この章では、成功したものも、不成功に終わったものも含めて、今まであなたが取り組んできた戦略の見直しに焦点を当てていきたいと思います。ここでは、「あなたがよく用いる戦略が何か」を探し当て、その中で、一般的な思考や感情、もしくは糖尿病にかかったことに対して抱いている思考や感情とうまく折り合いをつけていくために効果的な方法は何かを検討していきたいと思います。

糖尿病？　誰が？　わたしが？

糖尿病と診断を受けたとき、多くの人が最初に見せる反応は「否認」です。否認、あるいはあからさまな否定となることもありますが、長期間継続する問題に適応していく過程で見られる、対処法の一ステップです。言い換えると、怒り、悲しみ、そして最終的にアクセプタンス（受け容れること）へと至る過程の中で起こる一ステップなのです。しかしながら、なかにはこの「否認」のステップからまったく先に進めなくなる人もいます。糖尿病に罹患し、これまでのライフスタイルを一変させなければならないという宣告は、あまりにも苦痛で圧倒される出来事だからです。そんなとき人は厄介な思考や感情を脇に追いやろうとして、いろいろな手段を講じます。いわば「否認」とは、手に余る変化の波に対処する必要のなかった過去のやり方で生活を続けていくための、方法の一つなのです。

トムの場合を例に挙げてみましょう。トムは55歳になる大工で、人生を大工一筋に生きてきましたが、50歳代になって腰を痛め、大工仕事を辞めることを余儀なくされました。腰痛持ちで仕事もなければ、活動量が減って体重が増えることは容易に想像されますが、実際トムもそうなってしまいました。数カ月後トムは、外に出かけてもいないし運動もしていないのにいつものどが渇くことに気づき、次に腰の具合を医師に診てもらった際に主治医に相談してみました。すると主治医は糖尿病の検査を実施し、結果、トムが糖尿病であるということがわかったのです。トムにとって、糖尿病に罹患したという宣告はとても信じがたいものでした。トムの、自分自身や自分の人生に対する認識は短期間で大きく変化してしまいました。活動的で、いつも忙しく建物を建てていた働き者から、一日中家に引きこもったままの糖尿病持ちのケガ人へと。この事実に面と向かい合うことは、トムにとって重すぎる課題でした。トムは、検査結果が間違いだったに違いないと思うことに決めて帰宅し、妻にも誰にも検査について話すこともなく、今までどおりに生活を送ることにしたのです。

その代償は何でしょうか？

トムがこのように考えるに至ったのは無理からぬことですし、まったく無益なことでもないように思えます。というのも、糖尿病になったことにまつわる厄介な考えを心の中から追い出すことによって、あたかも糖尿病にかかったことのストレスが軽減したかのようにも感じるからです。これは短期間ならその通り当てはまるのですが、長い目で見るとそうともいえません。あまりにも長い間糖尿病を無視し続ければ、現実にしっぺ返しがある可能性があるからです。

まず何よりも、健康へのしっぺ返しがあるでしょう。自分が糖尿病であることを認めるつもりがなかったり、そのことを考えないように考えないようにしていたとすると、より良い食生活になるよう気を配ったり、運動したり、薬を飲んだり、血糖値を測定するといった、毎日の糖尿病管理に必要なさまざまな行為すべてを実行していくことが、とても難しくなります。糖尿病患者の誰もが知っていることですが、糖尿病を自己管理するための行動は、患者自身が糖尿病を完全に自覚し、そこに考えを集中していなければ、十分に実行していくことが難しいのです。糖尿病と診断された事実に、「否認」を加えれば、事態をいっそう悪くするだけです。皮肉なことに、糖尿病の存在を無視したり、糖尿病のことを考えなくてもすむように自己管理を怠ったりすることはともに、あなたのストレス度にマイナスの影響を及ぼします。こうした結論づけは直感的に理解されることとは反対のようにも思われるかもしれません。というのも、たいていの人が糖尿病に考えが集中するのを避けようとしたり、糖尿病にかかっているという考えを拒絶したりするときにしようとすることと正反対だからです。しかしながら、糖尿病をきちんと管理せずにいると、間違いなく人生の長きにわたるストレスの原因となる、高血糖症状や糖尿病合併症を引き起こすことになります。

糖尿病に関する否定的な思考や感情、不健康な食品を摂取したい、運動しないでだらだらしていたいという欲求、そして普通にある日常的なストレス、そうしたさまざまなことのせいで、糖尿病患者は糖尿病という事実を拒絶したり、否認したり、それについて考えないでおこうとしたりします。しかし、このような否定的な思考・感情・日常生活のストレスは、糖尿病を管理するのに必要な事柄から患者を遠ざけ、そのことで血糖値はさらに高くなってしまいます。

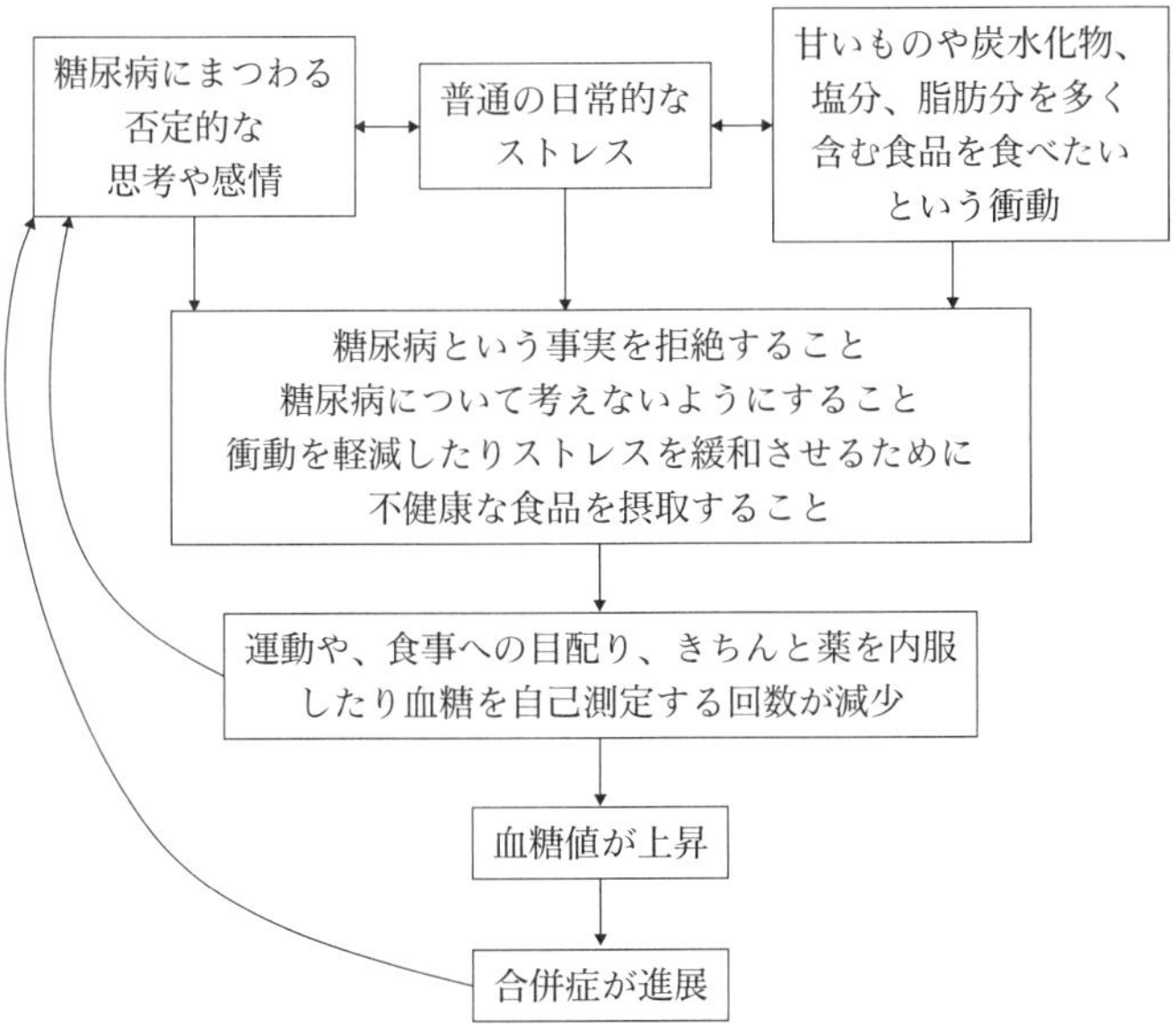

他にも、本質的に、回避は、糖尿病にまつわる思考や感情に対処していくうえで効果がないという問題があります。というのも、自分自身を欺いて実際には考えていないことを考えようとしたり、実際には感じていないことを感じるようにしたり、実際には知っていることを知らないように思い込ませたりすることは不可能だからです。このようなプロセスはストレスを増大させ、糖尿病患者が抱える否定的な体験に罪悪感や不満を上乗せすることになります。経過とともに、心血管疾患や神経障害、性機能障害といった高血糖による合併症が進展したら、さらに努力して、糖尿病やそれにかかわる新たな恐れや心配のことを考えないようにしたり否認したりしなくてはならなくなります。このような状況はス

トレスを減じはせず、むしろ増悪させるのです。

上述のトムのエピソードはこのようなパターンのよい例です。診断を受けた1年くらい後、トムは夜眠りにつこうとすると足がヒリヒリ、チクチクとひどく痛むようになってきたことに気づきました。トムが主治医に相談しに行くと、主治医は、長期間にわたって高血糖状態が続いたことが原因で足に神経障害が始まっていることを告げました。主治医はトムの足のチクチク感や痛みが軽減するよう薬を処方しましたが、トムが糖尿病を放置したことによって起こった障害は決して完治するものではありませんでした。トムが糖尿病患者であることを考えないようにすることで、ストレスに対処しようとして踏み出した一歩が、長い目で見ると結局自分のストレスを増大させることになってしまったのです。

糖尿病に関連した思考や感情に向き合うのを避ける、一般的な方法

この本をお読みになっている読者のみなさんは、トムのケースのように徹底的な否認をする方ではないでしょう。この本を読んでいるという、まさにその事実が、あなたがトムとは違う、より健康へと近づくための方策を選択したということを示しています。しかし、もっと巧妙に恐れの感情を心の外に追いやってしまう方法があるのです。われわれはみな、つらい体験に対処していくのを避けるための方策や、その際に自分自身に言い聞かせる事柄を身につけています。以下に、糖尿病患者から頻繁に聞かれ

る言葉を挙げてみました。

「私の糖尿病は全然大したことないんですよ」

これは、われわれのところに通っている糖尿病患者から最も頻繁に聞かれる言葉の一つです。糖尿病と診断された人が最初によくやろうとすることの一つが、自分の生活を可能な限り今までどおりに維持することです。しかしながら、終わりの見えない食事療法を続けなければならない立場におかれ、余暇までも自分自身を見つめなおしたり、合併症がないか確認したり、適切な運動療法をすることにあてるよう言い聞かされている中で、自分の生活がまったく変わっていないのだと信じ込ませ続けることは、非常に困難です。このような否認の結果、患者は自分の糖尿病が意味するものを過小評価するようになります。実際われわれは、数十年にわたって糖尿病に罹患しているという事実を十分に理解しないままでうまくやりすごしてきた患者に出会ったことがあります。当然のことながら、このような患者は決して糖尿病を自身のコントロール下におくことはできませんでした。むしろ、彼らが糖尿病の管理下におかれていたともいえる状況だったのです。

「たかがほんのひとかけらのチョコレートケーキじゃないか」

糖尿病を放置することがもたらす影響を否認するのは、魅惑的なことです。糖尿病をコントロールする自分の力を否認することは、もっと魅惑的です。糖尿病を管理するには何を食べたらよくて、何がいけないのか、何をすべきなのかということを学ばないままですませるという方策は、病気に対する自分の感情と向き合うのを避けようとする際に行われる方法の一つです。ジョーの例を見てみましょう。ジョーは38歳の男性で、われわれのクリニックにやってきたときの体重は375ポンド（170kg）でした。糖尿病神経障害によるひどい痛みに悩まされていること、そして最近は45分の通勤時や仕事中にじっと椅子に腰掛けていることができなくなったので、部長としての職務を果たせなくなってきたということを訴えました。その時点で糖尿病と診断されてから4年間が経過していたのですが、ジョーは食生活で何に気をつければよいのかまったくわからないと告白したのです。さらに問診を進めると、ジョーが糖尿病の食事療法として推奨されるものとはまったく反対の食生活を送っていたこと、そして彼が摂取している食品は、彼の気分や、好きなものを気楽に食べたいという欲求に密接に結びついていることがわかりました。要するに、ジョーがとった「糖尿病に関する感情には対処しない」ための方法は、自分が糖尿病患者であるという事実やそれが大問題であるという事実を否認することではなく、糖尿病の療養がどのような意味を持つのかという点について、完全に自分自身を無知の状態にしておくというものだったのです。

「視力は実際のところはそんなに変わってないんだけど」

ほとんどの人は、糖尿病になると、身体に多少の異変を感じます。しかし多くの場合、そのような変化は、その人が心配するような重篤な合併症を示唆するものではありません。例えば、眼のかすみや焦点が合いづらいといったことも含めて、視力の変化は、初めて糖尿病と診断された患者にはよく認められる症状ですが、これはしばしば患者や主治医が糖尿病に気づく前に起こる未治療の高血糖によるものです。このような視力の変化は、通常は、糖尿病性合併症として発症してくる長期的な視力低下を示唆するものではありません。しかし視力が変化すると、多くの糖尿病患者はもうすぐ失明するのではないかと考えます。そして多くの場合患者は、目下進行中のことに対処したり、問題解決のために段階を踏んで一歩一歩前進することよりむしろ、身体の変化が示唆する「合併症の可能性」の方を気にかけ、合併症が起こるのではないかという恐怖心から自分を守るために、身体の変化について考えるのを避けようとしてしまうのです。

「他の人は何でも好きなものが食べられるのに、私だけダメなんて不公平だ」

確実なことが一つあります。糖尿病になるということは不公平なことなのです。糖尿病と診断されてから長期間経って初めて医師や栄養士、心理療法士のもとを訪ねるとき、ほとんどの外来患者が最初に口にする言葉がこれです。われわれもまったく同意見です。まったく不公平です。しかし、他の人が高ショ糖、高脂肪の食品を摂取しているときに、自分が食べられないのは不公平だという事実に注目しすぎるという方法は、糖尿病に関連した感情に対処するには良い方法とはいえません。

このタイプの回避の例として、糖尿病に対処するために手助けしてほしいとわれわれのクリニックを訪れたある女性の体験を挙げます。彼女の名前はロイスといい、68歳の元看護師で定年後は活動的な生活を送っていました。最近糖尿病と診断されたばかりで、主治医の勧めにしたがって生活習慣を改善しようと頑張っていました。しかし、友人には一人も糖尿病患者がおらず、そのため社交的な場ではいつも彼女が摂取しないように努めている食品が饗されるために、楽しい時間が過ごせないでいることに気づいたのです。彼女は「集まりの場でいつも出されるパイやケーキを私だけが食べられないのは公平ではないわ、だから出されたご馳走はほとんどいただいてしまうの」と訴えました。後にわれわれに理解できたのは、この状況でロイスが「公平性」に固執するのは、たしかに間違いではないのですが、しかしこれは彼女が自分のおかれた状況を自分の管理下においていると感じるための手段であり、糖尿病の診断が下されて以来感じていたすべての恐れや孤独感といった感情から、自分自身を遠ざけるための方法だったのだということでした。

「薬なんて飲む必要はない、だってどこも悪くないんだから」

これは昔から糖尿病患者がよく口にする言葉です。糖尿病は何の症状も自覚しないときからすでに存在するという事実が、糖尿病を、療養するのに最も苦労する病気の一つに仕立て上げています。症状がないときは糖尿病を管理しないというやり方は、糖尿病が何かしら一時的なもので、長続きする問題ではないと自分に信じ込ませ、現在何の症状もないのだから時が経てばどこかへ行ってしまう、もしくは改善するであろう病気だと思い込もうとする試みにしばしば関係しています。糖尿病に関して覚えておかなければならない最も重要なことは、合併症が進行、もしくは出現するかどうかは症状の有無にかかわらないということです。ほとんどの人は、自分では事がうまく進んでいると思っているときに、「まったく突然」に、もしくは「だしぬけに」変化が生じたのに気づきます。しかしながら、本当に「事がうまくいっている」かどうかを知る方法は、頻繁に自己血糖測定を行ったり、定期的にＨｂＡ１ｃをチェックすることであり、何らかの薬物療法を受けたり指示された生活習慣の改善を継続して行うことなのです（第９章で生活習慣改善のための計画について述べます）。今現在自覚症状がないので、糖尿病は何らかの理由でどこかへいってしまったのだとどうしても信じたくなるかもしれませんが、これは否定的な感情を避けるための手段の一つにすぎず、今回の場合は、より肯定的な感情で否定的な感情を置き換えようとしているだけなのです。

「糖尿病食フリークになるなんてごめんだ」

多くの患者が、糖尿病を療養するために払わなければならない犠牲はたいへんな負担で、特に食事に常に気を配っていなければならないということがその犠牲の最たるものだと口にするのを、われわれは聞いてきました。カークという患者は、二人の小さな子どもを持つ47歳の既婚男性ですが、主治医に向かって「犠牲に満ちた人生なんて送る価値がないと思う」と告げました。カークは、自分の人生を口にするすべての食品を見張ることに費やすよりは、太く短く生きた方がましだという立場でした。他の多くの糖尿病患者と同様、カークは糖尿病やそれにまつわる自分の感情を管理するという困難きわまりない作業を行う必要性を避けるために、この「全か無かの法則」を利用しているのです。糖尿病をまったく管理しないという態度と、持てるすべての時間やエネルギーを糖尿病に注ぐという態度との間に、多くの中間段階があるということを受け容れるのは、はるかに難しいことなのです。

「超」戦略：自分の感情や思考を脇へ押しやる

よく見てみると、これまで説明してきたやり方にはみんな共通点があることに気づくでしょう。これらの戦略はすべて、糖尿病と診断された際にわき起こってくるつらい感情や思考を脇へ押しやろうとするための方法なのです。残念ながら、つらい感情や思考を抱くということは慢性疾患に対処していく過程の一部分です。つらい感情や思考を脇へ押しやるという行為は、ハエ取り紙をはがそうとする行為に似ています。つまり離そうとすればするほど絡み付いてくるのです。

糖尿病にかかったという事実にどうやって対処していけばよいのでしょうか？

われわれはみな、完全に否認することであろうと、散歩したり友達と話したりするような方法であろうと、困難な事態に対処するための何らかの手段を持っています。その手段の中には、人生で遭遇する困難な出来事に対して、より柔軟に対処できるようにしてくれるものもあるでしょうし、より複雑にしてしまうものもあるでしょう。先の腰痛持ちの大工、トムの場合を見ると、彼のとった糖尿病の診断そのものを拒絶するという手段は、自分のおかれた立場をよりストレスの少ないものにしようと意図したものでしたが、最終的には事態をより複雑にしたばかりではなく、もっと強いストレスに襲われることになりました。

苦痛を伴う困難な状況に対処するためにあなたがとるべき戦略を決定するためには、今までの人生であなたが本当に苦労したときのことを思い返してみる必要があります。糖尿病と診断されたときのことかもしれませんし、非常に親密にしていた人や物とつらい別れや死別を体験したときかもしれません。そのような状況下で、あなたはどのように対処してきたのでしょうか？　毛布にくるまって過ごしたり、友人や家族にも顔を合わせないようにしたりしていましたか？　他の人に助けを求めたり、つらい出来事から目をそらさせてくれるような社会活動を探したりしましたか？　感情を麻痺させてくれる薬物やアルコール、その他の方法に頼ったりしたのでしょうか？　心理療法士や医師ら専門家の手による救済を求めましたか？　座り込んでつらいことばかりを考えなくてもすむように、仕事に没頭したり余分な仕事も引き受けたりして、つらいことを考える時間もないようにしませんでしたか？　もしかしたらこうしたいろいろな方法を、同時に、もしくは異なったストレスに対して試してきたかもしれません。

あなたの糖尿病用ノートを開いて、過去に苦労したときのことを考えながら、あなたがよくやる対処法や「そういえばやっていたな」と気づいたことを二、三書き出してみましょう。それらを記載しておくことはたいへん重要です。というのも、過去にあなたがとってきた対処法は、今これから行おうとするチャレンジに関連した思考や感情に対処する場合にも、同様に使用されるであろう方法だからです。

穴に落っこちた人

あなたは頭の中に自分自身の対処方法をすでに持っているわけですが、ここで想像力を働かせてちょっとしたエクササイズをやってみましょう。このエクササイズはスティーブン・ヘイズ、カーク・ストローサル、ケリー・ウィルソンが1999年に出版したアクセプタンス&コミットメント・セラピーについての本から拝借したものですが、われわれが身につけている心配事への対処方法や、糖尿病に罹患したことへの反応がどんなに自動的に行われているのか教えてくれると同時に、それらの方法がわれわれにどのような作用を及ぼしているのか見きわめるのに役立つと思われます。

まず最初に、ヘリコプターに乗せられ、連れて行かれるところを想像してみましょう。あなたはヘリコプターに乗っていて、目隠しをされているところに工具箱を手渡されます。ある地点でヘリコプターは着陸し、「ここでの君の仕事は、この君が降ろされた土地をあちこち走り回ることだよ」と告げられます。実はその土地のあちこちに広くて深い穴がたくさん開いているのですが、そのことをあなたは知りません（もちろん目隠しされているので、見ることもできません）。そのため、あなたはしばらく走り回り、丘を駆け上がり、弧を描いて走り、最後には大きな穴の一つに落っこちます。穴に入り込んで往生したあなたは目隠しを取り、あなたをここに置いていった人に渡されていた工具箱の中をかき回して、この穴から抜け出す手助けになりそうなものを見つけ出そうとします。しかし、工具箱にはシャベルしか見つかりません。そこであなたはあっちをちょっと掘り、こっちをちょっと掘りしますが、そのうち穴から出ようとしていたのに穴から出るどころか、むしろさらに穴の奥底へ沈み込んでしまっただけだったということに気づくのです。そこで問題です。この穴から出るためにはどうすればよいでしょうか？　しばらく考えてみてください。そしてこの場合の対応策として自分が一番にやるだろうなと思いつくことを書き出してみてください。

何が思い浮かびましたか？　思いついた反応が何であってもかまいませんので、あなたが以前人生の

「落とし穴に落っこちた」ときのことを考えてみましょう。そのときと非常によく似たタイプの解決策を思いついたのではないでしょうか。例えば穴に落っこちてしまったので外に出るための手段として、土を掘って階段や斜面を作るといった、論理的な解決策を思いついたのだとすれば、あなたが人生で他の「落とし穴」に落っこちたときにも、その問題を分析し論理的に解明しようとするような、論理的な解決策を思い浮かべていたことに気づきませんでしたか？　例えば、糖尿病にかかっているとわかった後、「糖尿病とはどのような病気かを明確に把握し」、糖尿病に対する心配を軽減するために、手に入る情報は何でも読み漁《あさ》ったりしませんでしたか？　もしそうなら、心配事のタネであり不安やストレスを引き起こすような状況に対し、論理でもって対応しようとするのが、あなたの主たる対処法かもしれません。

この窮地に対して思いつく人の多いもう一つの解決策は、大声で助けを呼ぶという方法です。もしあなたがこの解決策を思いついたのであれば、ちょっとあなたの人生を振り返って考えてみてください。思い当たる節がありますか？　ストレスに対処しようとする際、よく他の人の助けを借りたり、友人や家族にそのことについて相談したりするタイプの人間ですか？　もしそうなら、糖尿病に対処していく中でストレスが出現した際に注意を払うべき対処法とは、助けを呼ぶことです。

他には何を思いついたでしょうか？　もしかすると、シャベルが役に立たないとすぐに見切りをつけ、それでも何の解決策も見つけられないので、その穴がより快適になるように手を尽くし、その穴にとどまり成り行きに身をゆだねようと決心したかもしれません。さて、これは別の状況下でもあなたがやりそうなことですか？　そのような状況に甘んじ、そこでベストを尽くそうとするのがあなたらしいやり方でしょうか？　もしそうなら、繰り返しになりますが、糖尿病にまつわる困難な思考や感情が浮かんでくるときに、注目しておかなくてはならないのがその方法なのです。

他にも何か思い浮かびましたか？　もしかしたら、似たような特徴の解決策を複数思いついたかもしれません。例えば、ポールは57歳で、最近2型糖尿病と診断された男性ですが、血糖コントロールに難渋する日々を送っていました。糖尿病の療養行為を実行に移すためのやる気を高めることができそうもないので、われわれのクリニックにやってきました。ポールがこのエクササイズをやってみると、最初に挙げたのは持っているシャベルで壁の土に階段を掘るという解決策でした。われわれはこの回答がとても論理的なものであることを指摘し、彼も、これまでの人生においてはほとんどの問題に論理でもって解決しようとしてきたと賛同してくれました。階段を掘る作業がうまくいかなかったときを想定して、何か他に取り組めそうなことがないか問うと、ポールはシャベルで壁に斜面を掘ると言いました。それもまたうまくいかなかったらどうするのかと尋ねると、ポールはシャベルを投石器のように使って、自分自身を穴の外に放り出すと答えました。糖尿病にかかったことに対して抱えている感情についてさらに話し合いを深めていくにつれて、ポールがわれわれに語ってくれたことには、糖尿病に対する心配事で自分がうじうじと悩むのは論理的ではないと考えていたこと、そのためそのことは考えないようにしようとしてきたのだ、ということでした。ポールにとっては不幸なことに、糖尿病に対する心配事で「うじうじしない」というのは、糖尿病について考えないということになり、すなわち糖尿病をうまく管理できないということを意味していたのでした。われわれがポールに、論理で物事がうまく解決した場合と、うまくいかなかった場合とをリストに書き出してみてくれるよう言うと、ポールは、人生においていろいろな場面で論理がうまく働いてくれることもある一方で、糖尿病にかかったことについての心配や不安感に対処するにはうまく作用してくれなかったこと、そして論理的であることが効果的に糖尿病を管理することを妨害しているのだということに、すぐさま気づきました。ポールは、今自分がおかれた状況で論理を持ち出すのは、穴の外に出るためにシャベルを使うようなものだ、つまり、あたかもシャベルが役に立つかのように、シャベルを使えば使うほど、むしろ自分自身は穴の深い方へ深い方へと追いやられてしまうことになるようなものだ、と語ってくれました。

さて、どうしてわれわれはあなたにこのエクササイズをしてもらったのでしょうか？　まず意図したことは、あなたが困難な状況に対処する際に用いる特徴的な方法が何かということにスポットを当ててやすくしようということです。あなたは、ポールのように、困難な状況に対して論理的に解決策を見出そうとするタイプの人間ですか？　もしくは、他の人に助けを求めがちな人ですか？　それとも、その状況に身を任せるタイプの人でしょうか？　あなたの最も使い勝手の良い方法が何であれ、それに気づくということが有用なのです。

あなたのよく使う手段が何なのかがわかったら、次にこのエクササイズで行うことは、その方法がどの場合には有効で、どの場合には有効でないのかを評価できるようになることです。例えばある状況下では、論理的解決策ではなく、助けを呼ぶことやその状況に身をゆだねるといった方法が殊にうまく働いてくれるかもしれませんし、他の状況ではそれは有効でないかもしれません。そして、それらの方法がうまく働かない状況が、それがつらい感情を押し込めたり無視したりするのに利用されている状況であるということはよくあります。覚えておいてほしいのは、このことによって、上述したいろいろな方法が、糖尿病を管理するうえで生じるさまざまな状況も含めて、多くの場合で役に立たない、というわけではないということです。ただ、糖尿病にまつわる感情や思考を管理していくうえで直面するすべての状況において、それほど役に立つとは限らないということなのです。困難な思考や感情を押し込めておくのが、すべての「回避」の根底にある「『超』戦略」である以上は、他の状況下なら非常に有効な問題解決アプローチであったとしても、この場合には無効なこともあるということです。また短期間なら上述した方法も有効な場合があるかもしれませんが、もしそれが「今ここにある感情」をどこかへ追いやるために使用されてしまうと、長期的にはそれほど有用ではなくなることもあります。

それでも私は私の方法が好きなんだ！

不安や抑うつ気分、糖尿病、愛する人を失ったこと、もしくは日々のストレスなど、何であったとしても、つらい感情に自分が対処するための手段が役に立つかどうかを調べていくと、この対処方法が、完璧なものではないにしても、自分が身につけてきたことのすべてなのだという感情がわき上がってくることでしょう。ですから、それらの方法をあきらめたり、何か他の方法に挑戦するという考えは不愉快なものかもしれません。しかしながら、こういった提案を行う真の目的は、今まで身につけてきた方法が有効に働いてくれている場面でもそれを変更してほしいということではなくて、むしろそれらの方法がうまく作用してくれていない場面で、新しい選択肢を身につけてもらいたいということです。例えば、ポールの場合は論理的解決法を身につけていたわけですが、われわれは彼の論理的思考が有効に働いている、多くの生活場面に変化をもたらすことには関心がありませんでした。そこには論理的姿勢が有効に作用している糖尿病療養に関する状況も含まれていました（例えば、食生活の変更やそれが血糖値の及ぼす影響について学ぶという論理的なアプローチが挙げられます。さらには食事が血糖値の変化に及ぼす影響を知るために、彼は順序だった方法で血糖値の測定を行っていました）。むしろ、彼の論理的解決法をターゲットにしたわれわれの関心は、彼が感情にも論理的な方法で対処しているということに集中していました。というのも、そのことが、糖尿病の療養過程で生まれてきた思考や感情を一生懸命コントロールしようとして、ポールが糖尿病に取り組むことがうまくいかなくなっていることを意味していたからです。

流　砂

感情をコントロールしようと試みることについて考えるにあたって、もう一つの方法として「流砂」（訳注：水分を含んだもろい地盤に重みや圧力がかかって液状化する現象。ここでは、「底なし沼」などをイメージした方がわかりやすいかもしれない）のことを考えるという方法が挙げられます。[11]あなたが流砂に巻き込まれたとすると、まず最初に何をしようとしますか？　多くの人は、できる限り早く流砂から出られるようにもがくと答えるでしょう。しかし、それは流砂から逃れる最善の方法でしょうか？　まったく違います。流砂から出たければ、可能な限り真っ平《たい》らになるように横たわり、砂の上に体重が均等に分散してかかるようにするのが最良の方策です。それから、少しずつ動いて安全なところまで移動するのです。それはおおにしても重要なのは、可能な限り体表面の大部分を流砂に接触させておくということです。これはおおむね、あなたがなすべきこととまったく反対のことのように感じられますが、流砂の上に立ち上がろうとしたり、安全なところまで走って逃げようとする方法ではなく、これが有効な手段なのです。

同じことが、つらい思考や感情と向かい合う場合にもよく認められます。最も適切だと感じられる方法は、ともかく逃げようとすることで、しかもその方法が、苦痛を伴う思考や感情に対処しようとする際、真っ先に取り出す道具であることがままあります。しかしながら、感情に対処するために最も有効な方法は、われわれにとって絶対に確かと思われる方法とはまったく反対の、その感情に向かって身を乗り出すことである場合もあるのです。最善の方策は、悪い感情から身を引くことだと感じられるかもしれません。しかし、ときとして、試すべき最も有効な方法とは、たとえそれが悪い感情にもっとどっぷり浸かることを意味しようとも、あなたの「価値」の指し示す方向に進むことなのです。

警　告

ここまで読んできて、糖尿病や生活全般に関してつらい感情がわきあがってくるときに使用すべき最善の方策が何か、自分のルール作りを始めてみたいと感じるかもしれません。穴に落っこちた人や流砂の例を思い返してみて、自分がどんなときも自分の感情を無視しようとしたりコントロールしようとしたりするたびいつも、感情に対処する方法を間違っていたのだと考えるかもしれませんし、「自分で事態を悪くした」と考えるかもしれません。しかし、ここでは以下のことを明らかにしておくことが重要です。つまり、ここで議論してきたことの目的は、どの場合にはあなたが事態の変革を可能にする潜在能力を持ち、どこでは持っていないかということを、あなた自身が理解できるようにするということだ、ということです。あなたは、つらい思考や感情に対処するために使用する方法を変更することができます。ただ、それらの思考や感情のありようを、簡単には変えることはできません。

あなたは依然として思考や感情を変えようとしたりコントロールしたりしようと努力することでしょう。また、ときにはそれらの思考や感情を無視したり、否認したりする方法に執着し続けるかもしれません。それが自然な人のありようというものなのです。われわれは、このような方法が決して役に立たないとは言っていませんし、十全な人生を送るためには決してそれらの方法に手をつけるなとも言いません。むしろわれわれは、それらの方法がどんなときに有効で、どんなときに有効でないのか、あなたが気づけるようお手伝いしたいと考えていますし、その結果、その時その時の状況下でどのような方法が最も有効かということを、あなた自身の体験から導き出せるようになってほしいと願っているのです。そうするためには、われわれは一般に見られる回避という「超」戦略を乗り越えてゆかねばなりません。以降の章では、あなたがコントロールしたい、消し去りたいと願うであろうストレスや心配、その他のさまざまな感情や思考にアプローチするための新しい方法の青写真を描き出し、その新しい方法を徹底的に試す機会を提供することで、あなたが自身の価値やゴールに向かって、可能な限り効果的に歩んでいけるようにしたいと考えています。

まとめ

思考や感情を変化させたりコントロールしたりしようという試みは、長期的な視野に立つと有用でない場合があり、かつ糖尿病の療養を行ううえで大きな負担を強いることになりかねない。

自動的に心に浮かんでくる感情や思考を完全にコントロールすることはできないかもしれないが、それらの感情や思考に対処する際使用する方策については、あなた自身が完全に主導権を握っている。

第5章 あなたは誰なのでしょう?

糖尿病にまつわる自分の思考や感情とどのようにかかわっていくべきかを理解するための重要な要素は、われわれ自身とわれわれの抱く思考や感情との関係がどのようなものかを理解することにあります。ここで言いたいことは、糖尿病に関する思考や感情をうまく管理する良策とは何かを決定してしまう前に、人が思っていることや感じていることと、考え、感じている人間そのものとの間には隔たりがあるという事実を理解する必要があるということです。

初めに、われわれが「自己」という言葉を用いる場合、何を意味しているのか少し時間を割いて話しておいた方がよいように思われます。この場合の「自己」とは、実際に考えを思考し、感情を感じている人、その人を指します。われわれが「私の自己」とか「あなたの自己」という場合には、実際には思考し感じている人その人について話しているのであって、私、もしくはあなたが抱いている思考や感情そのものについて話しているわけではないのです。

概念としての自己

われわれ一人ひとりにとても重要な一側面があります。それは、われわれの自分自身に対する見方です。自分自身に対する見方、これはヘイズ、ストローサル、ウィルソン(11)が表現したように「概念としての自己」とも言われますが、この「自己」はわれわれが自分自身についてどのようなイメージを抱いているかについてのたくさんの情報を与えてくれます。われわれは自分のことを「良い人」とか「きちんとした人」と考えているかもしれませんし、「バカなやつ」とか「おとなしい人」といった子ども時代からの古びたレッテルを相変わらず背負っている人もいるかもしれません。それがどんなラベルであれ、肯定的なものか否定的なものかにかかわらず、われわれが自分自身を概念化する仕方は、自分の人生をどのように生きていくのかを決定するうえで重要な役割を果たしているのです。

例として、ジョアンナの場合を挙げましょう。ジョアンナは56歳、二児の母です。一貫して、夫や子どもたちのために身を捧げてきました。若くして母親になったため、幼い頃からの夢であった教師になるために大学に進学することをあきらめました。その代わり、パートの事務職に就き、夫が美術史家になるための学業を全うするのを支えました。その職に就いていても、子どもの学校が終わるまでには家に戻ることができ、自分の家族が心地良く過ごせる家庭を築くことができました。

ジョアンナは、「あなたは自分をどのように定義づけていますか」と尋ねられたとき、自分はいつも「役に立つ支援者」であると答えました。友人や家族が何かを必要としているときはいつでも、自分の仕事の手を休めて、行って助けてあげるのだと言いました。そして、彼女が自分のことをそう思うのは、自分の家族の必要や希望に応える余裕を作るためであれば、自分の必要や希望はいったん脇においておけるような人間としてそう思うということであり、その理由は、自分の家族の面倒を見るために必要であれば何事であれ、あらゆる手段を尽くしてそのために身を捧げるのが自分の勤めだからと言うのでした。ここで、ジョアンナがこのように自分を語ることに非常に誇りを持っているということを指摘しておくことは重要です。誰からも頼りにされる人間であることがジョアンナにとっては非常に重要な価値を持っていて、他人のために自分を犠牲にすることを、あたかも、自分が良い人間であるために必要な重要な要素であると感じているのです。

ジョアンナが、糖尿病に対処するための助けを求めてわれわれのクリニックを訪れたとき、ある一つの事実がすぐさま明らかになりました。それは、ジョアンナが自分自身を「いつでも他人のために身を犠牲にする人間である」と概念づけていたために、彼女自身の糖尿病を管理するために必要な時間や労力、注意といったものを払うことがほとんどできずにいたこと、そしてその傾向は、糖尿病の療養を行うことによって家族に手間をかけたり、家族から目を離す結果になると推測されるとき、特に顕著になるということでした。自分の糖尿病を管理するために時間を作り注意を向けることが、何のせいで難しくなっていると思うかと尋ねられたとき、ジョアンナは「私は自分のことにばかりかまけている人間ではないわ。私は『与える人』なのよ！」と言い放ちました。

「与える人」としての概念としての自己はジョアンナにとってたいへん重要なものでした。そしてそれによって彼女は自分自身を肯定的にとらえることができていたのでした。しかしながら問題は、このような概念化で彼女が石のように凝り固まってしまったことでした。ジョアンナは、あたかも自分で概念化した自己像のために、自分の行動を変革させることができないかのように感じていたのです。たとえそれが糖尿病の管理を妨げることを意味していたとしても、ジョアンナにとってたいへん重要な事実である「与える人」としての役割を、変化することができないほど強く自覚していたのです。

自己への気づき

ジョアンナが概念としての自己の役割を理解するためには、自分の思考や感情、価値に注意を払い、それらの違いを時間をかけて区別していくことが大切でした。このステップは、いわば「自己への気づき」が求められるステップです。つまり、自分がどのような思考や感情、身体感覚、記憶そして体験を持っているのかに気づくことです。ここでのコツは、自分の思考や感情に、それが真実であるかどうかということには巻き込まれずに、ただ気づく能力を持つことです。例えば、ジョアンナの体験を振り返ってみましょう。おそらく彼女は、「与える人」として自身を理解するのを後押ししてくれる、たくさんの思考や感情を抱えていたのでしょう。家族が自分を頼ってくるとき、自分が有用で、重要な人間であるという肯定的な感情を抱いたかもしれません。もしかしたら、一日中、一度も家族が彼女を必要としなかった日には、不必要で無意味な存在なのだと否定的な感情や思考を抱いたかもしれません。そんなときは、自分がこの生活を選択したことに孤独で不幸な感情や思考が湧いてきたかもしれません。本当は自分の人生でやりたかったことをあきらめてしまったのを後悔したかもしれませんし、反対に、幼い子どもたちと過ごした日々や、子どもたちが成長するのをそばで見守っていられた素晴らしい体験を思い出して喜び、満足したかもしれません。

おそらくジョアンナが最近の自分の人生を思い返してみたら、たくさんの幸福とたくさんの悲しみの感情を体験しているはずです。もしかしたら、子どもたちが成長してしまった今、何がしてやれるか考えて喪失感を覚えているのかもしれません。子どもたちがかつてのように毎日の心配の種ではなくなった今となっては、夫との生活の違いが原因となって、夫と隔絶してしまったように感じているかもしれません。あるいは、自由や新たな可能性に満ちた解放感を感じているかもしれませんし、子どもの養育に拠らず夫婦としての二人の時間を持ち、自分たちの関係に注意を向けることのできる今、夫との関係を新たに構築していこうと考えているかもしれません。

ジョアンナの抱く感情が何であれ、自分とはどのような存在か理解するにあたっての2番目に重要な要素は、今日、ここで、この瞬間に自分が体験していることを理解することにあります。この瞬間にわれわれが何を感じているのかを知ることは、どうしたって難しい課題になります。もしジョアンナが自分の日々の体験に親しむことができなかったのだとしたら、誰も彼女を責めることはできないでしょう。われわれの多くは、この瞬間に自分が何を感じ、体験しているのかを本当には自覚することなく、何日も、何週間も過ごしているのです。ときにわれわれは、この状態を、「自動操縦」でただ人生を走り続けているようなものだと表現します。

なぜこのような「自動操縦状態」が生じているのでしょうか？　その理由の一つとして、その日の中で体験しなくてはならないことの多くが管理困難で、何らかの挑戦を必要とすることだからかもしれません。例えば、もしつらい毎日を送っていたら、たくさんの否定的な思考や感情、体験がいっぺんにのしかかってきてしまうので、それらに同時に対処しようと試みるよりも、締め出してしまった方が簡単です。もしこのような体験があまりにも頻繁に起これば、われわれは「自動操縦状態」に陥りがちになってしまうので、この瞬間を自覚することがいっそう困難となります。そして、いつもいつも困難な思考や感情の対処に追われているよりも、自動操縦状態の方が居心地よくなってしまいます。しかしながら、このような「締め出し」によって、ジョアンナのように自分のリアルな感情を感じることができなくなり、自分の人生の大部分を失ってしまうばかりでなく、実際に自分が考え、感じていることに気づかないまま、自分の「概念としての自己」を通して体験を理解してしまうことになるかもしれないのです。

何が起こっているのか気づく能力を高めるための方法の一つは、気づきを実践するよう自分自身を鍛えることです。このスキルは筋肉をつけるためにウェイトリフティングをするのに似ています。すごく難しいわけではありませんが、後で結果を出すためには一貫して練習することが必要なのです。この「気づき」の筋肉を鍛えるために、以下のエクササイズを用いて、今現在起こっていることについてどれくらいたくさんの事実に気づくことができるかやってみましょう。さらにこの本に記載されている他のエクササイズも合わせて継続して行っていくことができるでしょう。

高架橋のエクササイズ

このエクササイズは、今まさにこの瞬間あなたが考え、感じていることに、よりマインドフルに気づくことができるようになれることを目指して考案されたものです。先にエクササイズで何をするか最後まで読み、その後目を閉じて実行します。初めは書かれている要素すべてを覚えられなくても大丈夫です。このエクササイズの目的は、この瞬間にあなたが体験していることに気づくことですから、エクササイズが正確にこなせているかどうかという点にはこだわりすぎないでください。ただこの瞬間に注意を集中しましょう。

初めに目を閉じて、あなたの今いる場所で聞こえること、感じること、におい、感覚に気づきましょう。あなたの肌に触れる空気がどのような感じか、あなたの今いる場所で身体はどんなふうに感じているかに注意を払いましょう。次に、上り・下り、両方向に車が走っている高速道路の高架橋を想像してください。高架橋はあなたが知っているものでも、想像上のものでもどちらでもかまいません。さて、この高架橋の下にあなたが座っているところを思い浮かべましょう。ただし、車は頭上をびゅんびゅん走っているわけですが、あなたは同時に車の走っている様子も見えることとします。次に、あなたの心の中から個々の思考を取り出して、頭上を走る車の上にそっと乗せると想像してみましょう。考えるのをやめたり、評価したりすることなしに、ただそれらに気づいた状態で、車の上に乗っている一つひとつの思考を眺めることができるのです。思考を乗せて、車が走り去るのを見つめていることができるように、車のスピードをいくらか落とさなければならないかもしれません。

あなたが今まさにどのような思考を抱いているかに気づき、その中の一つを選び出しましょう。さて続いて、あなたの心の目に映る高架橋上を走る車の上に選んだ思考を置いてみましょう。車に乗せるべき思考を探すのに苦労するかもしれませんが、大丈夫です。コツをつかむのに少し時間がかかることもあるでしょう。もしあなたが「車に乗せるべき思考を見つけられない」という考えを持ったなら、その考え（自分が思考を見つけられないという）を車に乗せてみてください。もしくは、このエクササイズを正確にこなせていないとか、速やかに理解できていないと考えているなら、その考え（自分が間違ったやり方でこのエクササイズしているという）を車に乗せてみましょう。もしこのエクササイズがばかげていると思われたり、思考を車に乗せ続けるのは大変だと思われる場合には、その思考（このエクササイズがばかげている、大変だ）を車に乗せてみましょう。

いったん車に思考を乗せたら、その思考が高架橋の上を走るがままに、ただそれに気づいていられるかどうか見てみましょう。もし車に乗せた思考に反応して、評価しようとしたり他の思考が飛び出してきたりするのに気づいたら、それらの思考も車に乗せられるかどうかやってみて、先ほどと同様に走り去っていくのを観察しましょう。自分自身が思考にとらわれていないか、その思考とともにあろうとして車の上に一緒に乗ってしまったりしていないか、気づいてみてください。思考を自分から引き離すために、その思考を車に向かって放り投げようとしてしまっていないかに、気づくようにしてみてください。もしこのエクササイズから注意がそれてしまったと感じたら、ちょっと後戻りして、気がそれる直前に起こっていたことから見つめなおすようにしましょう。５分間、自分の思考とそれを車に乗せる作業に注意を向け続け、それから目を開いて終わりとしましょう。

さて、いかがでしたか？　車に思考を乗せることはできたでしょうか？　繰り返しになりますが、１回でできなくても結構ですし、少し読んではエクササイズを行うということを繰り返さなくてはならなかったとしても、それでよいのです。エクササイズを続け、次の機会にはできるようになったかどうかやってみてください。一番重要なことは、実際にすべての思考を車に乗せることができるかどうかということではありません。それよりも、もっと自由に自分の思考を観察し、車に乗せた思考が、それに気づいているその人と、いかに異なっているかに気づき始めること、それが重要なのです。このエクササイズにはもう一つレッスンが含まれています。思考の中には、そのまま走り去るのを見守るのが難しいものがあるということです。あなたを一緒に高架橋の上に連れていってしまうような思考とは、いまだ身につけていない新しい方法を用いて、どのように対処していくか学び始めなければならない思考でもあるのです。

気づいている自己

ところで、「自己」とは誰のことでしょう？　自分の自己のことを、概念としての自己と、上述したエクササイズで理解した自らの体験や思考などの「自己への気づき」を合わせたもので構成されていると考えているかもしれません。自己にはもう一つの側面があって、われわれはそれを「気づいている自己」と呼んでいます（ヘイズ、ストローサル、ウィルソンの言葉を借りると「観察者としての自己」ともいわれています）。この「気づいている自己」は「あなたの後ろに立つあなた」ともいえます。通常、われわれが自分の自己について考えるとき、そもそもそういったことを考えるとしたらですが、自分の学習経験や思考、感情、果たしてきた役割、そして肉体としての身体を組み合わせたもので構成されていると考えます。しかしながら、われわれの目的からすると、「気づいている自己」が、われわれがいったい誰なのかについて考えるための、重要で有効な手段になるのです。

「気づいている自己」のエクササイズ

これをよりよく理解するために、ちょっとしたエクササイズをやってみるのがよいでしょう[11]。たった今（この段落を読み終わったらすぐに）、目を閉じて、どこにいてもかまいませんから、あなたの今いるところと、今していることに注意してみましょう。あなたの周りにあふれる音、あなたの皮膚に触れている空気の感触、におい、その他可能な限りすべての感覚に気づくようにしましょう。あなたが抱いたどのような思考や感情、記憶にもできるだけ気づくようにし、これを約30秒間続けましょう。その後、以下を読み進めてください。

お帰りなさい。何に気づきましたか？　今あなたの中に存在していた音や香り、感覚、思考、感情そして記憶に気づきましたか？　自分の周囲で起こっていたことに気づくことができましたか？　いいですね。では次に、それらのことに気づいていたのは誰なのかに、気づいてみてください。

それでは、去年の思い出を振り返って考えてみましょう。記憶が定かでなくとも、反対によく覚えていても、どちらでも結構ですし、重要なことでもそうでないことでも結構です。あなたの頭の中に思い浮かんだ記憶、何でもよいので、それを利用しましょう。思い出を見つけたら（そしてこの段落を読み終わったら）、再び目を閉じてその思い出の中に入り込んでいき、数分前にここで行ったのとまったく同じようなことに気づいていると想像してみましょう。記憶の中で、あなたが何に耳を傾けているのかに気づき、あなたの周りで何が起こっているのか、あなたの皮膚に触れる空気がどのような感じかに気づきましょう。どのような香りも、人の存在も、その瞬間感じていた感覚も、感じ取りましょう。あなたが抱いていた思考や感情、身体の感覚や記憶に注目しましょう。この体験では、あなたが「皮膚の内側で」気づくことができればできただけ、うまくいったことになります[11]。

次に10代だった頃の思い出から一つ選び出してみましょう。もう一度言いますが、その思い出が良いものでも悪いものでも、重大なことでも些細なことでもかまいません。あなた自身をこの思い出の中にも同様に入り込ませて、そこで聞いたこと、感じたこと、考えたこと、香り、そして気づいていたことに気づきましょう。どんな感覚や感情がわき起こってきましたか？　あなたの周りで起こっていた情景や音だけでなく、あなたが何をし、誰といたのかという点にも気づいてみましょう。

さて、この三つのエクササイズを通じて、あなたは何に気づきましたか？　さらには、これがもっと重要なことなのですが、誰がこの「気づき」を自覚していたのでしょうか？　あなたが今日、今まさにいる場所で、これを読みながら、周囲の音や感覚に気づいているその「人」は、ある重要な意味において、あなたの人生のより早い段階においてもそのときの音や感覚に気づいていた人と同一人物なのです。そうでなければ、その音や感覚が過去にも「あなた」に起こったのだと知ることはできないことになるでしょう。あなたが気づいた体験や思考、感情は、時を経て変化したでしょうか？　類似点はあるのでしょうか？　もしあるなら、その類似点や相違点に気づいている人は、それらの体験や思考、感情から分離された誰かだということができるでしょうか？

これは若干トリッキーな考え方なので、初めは少し混乱してしまっても問題ありません。基本的には、それぞれの状況において（数分前の出来事、去年の記憶、そして10代の頃の記憶について、あなたが物事を自覚していた瞬間）、気づくべきありとあらゆる出来事、つまり音や香り、感情、思考、そして感覚が生じていたのです。そしてそこには、それらのことに気づいている誰かさんがいたのです。われわれは、この誰かさんのことを「気づいている自己」と呼んでいます。というのも、「気づいている自己」とは時を越えて、その時どきに生じている出来事に気づいている、一貫して存在するあなたの一部分だからなのです。

何が「気づいている自己」を構成しているのでしょうか？

これまで何度も、患者たちが、自分を作り上げてきたのは自身のすべての体験であること、そして自分が何者なのかを定義しているのはその体験なのだと語るのを、われわれは聞いてきました。ある意味それは真実ですが、あなたが体験してきたことのすべてから独立した、分離した「あなた」がいると考えた方が効果的な場合があります。それはなぜかというと、もし仮にあなたの「気づいている自己」があなたの人生体験のすべてを自覚すべくいつもそのあたりにいるとしたら、自分の人生体験を自覚しているあなたが、その人生体験によって形作られてきたあなたと同一人物であるという考え方は、まったく矛盾するからです。混乱してしまいましたか？　われわれの「自己」がそれによって作り上げられているように見える個々の事例について一つひとつ話していけば、事実はもっとわかりやすくなるでしょう。

私の「気づいている自己」は自分の学習経験や過去の体験から成り立っているものかもしれない。

まずはじめに、あなたの過去の体験について考えてみましょう。それらはあなたですか？　あなたの記憶すべてがコンピューターにロードされていると想像してみてください。それがあなたのすべてになりうるでしょうか？　おそらくそうではないでしょう。われわれの大半は、われわれが過去に体験したことを非常に重要なものだと感じていますが、それらは、先ほどのエクササイズの中で、周囲の音や、におい、感覚にただ気づいていたその自己ではないのです。

私の「気づいている自己」は自分の思考や感情から成り立っているものかもしれない。

一方、われわれはしばしば自分の自己を、自分の思考や感情のすべてが組み合わさったものとして考えることがあります。ある患者が、かつてこの信念を完璧なまでに言い表して見せたことがあります。

「もちろん私の思考が私ですよ。他の何者が私だといえるのでしょうか？」。他には、たとえもし自分が百パーセント自分の思考や感情や体験から成り立っているものではないにしても、少なくとも年余にわたってそれらが自分のありようを劇的に変化させてきたのだと断言する患者もいました。極端な例として、若年成人期に実に痛ましい戦時下の体験を積んだ患者が挙げられます。彼は、自分は戦争に行く前と後とでは、完全に人間が変わってしまった、と言っていました。しかしながら、彼が最終的に悟ったことは、自分の過去の体験が現在の自分の体験や選択に重要な影響を及ぼしている一方で、今もなお戦前の思考や感情、体験を自覚している誰かさんも今ここにいて、その人は戦後の思考や感情、体験を戦前の思考や感情と比較することができるという事実でした。もし彼が、そのような異なった体験に基づいて、完璧に違った人間になってしまっていたのだとしたら、彼は戦前と戦後の自分を比較することなどできなかったはずです。

私の「気づいている自己」は自分の役割から成り立っているものかもしれない。

もしかしたら、あなたは「あなた」が自分の役割の組み合わせでできていると感じているかもしれません。例えば、人は自分自身を説明することを求められた際、ときに「私は母親よ」とか、「私は弁護士です」と答えることがあります。少しの間、一日を通してあなたが果たす役割について考えてみてください。いくつか例を挙げてみるだけでも、あなたは通勤客かもしれませんし、ときに顧客かもしれませんし、経営者、上司かもしれませんし、公園を歩く人、それとも買い物客かもしれませんし、または母親、父親、兄弟、姉妹、娘、息子、祖母、祖父、いとこかもしれません。それらの役割はあなたを構成しているものであるかのように思われるかもしれませんが、その一方で、自覚しておくべきことの一つは、毎日、毎週、毎月、毎年を通して一貫して存在する、すべての役割を引き受ける誰かがそこにはいるということです。言い換えれば、あなたの役割は時を経ると劇的に変化する一方で、それぞれの役割は引き受けるけれども決して変化しない、何者かがそこにはいるということです。その何者かこそが、「気づいている自己」です。

私の「気づいている自己」は自分の身体から成り立っているものかもしれない。

最後に、ときにわれわれは、われわれの自己が肉体としての身体であるかのように考えることがあります。われわれがそこに住まう身体ほど、実に強固にわれわれが何者なのかを示してくれる感覚は、他にはありません。この一般概念は、われわれは身体の健康が損なわれると生き続けることができないという事実によって裏打ちされています。実際には、今日あるあなたの肉体はおそらく、もっと若い頃のあなたの身体とは完全に異なった細胞の集団から成り立っています。細胞は身体の中では限られた時間しか生きることができず、すぐに新しい細胞に置き換わってしまっているのです。例えば、あなたがとても小さな子どもだった頃の身体について考えてみると、今まさにこの本を読んでいる身体と似ているところは、おそらくほとんどないでしょう。顔かたちや体つきは同じように見えるかもしれませんが、この二つの身体の間には類似点をはるかに上回る相違点があるのです。

時とともにあなたの身体が変わっていくことを考えてみれば――かろうじてテーブルの上に顔を出すことができたほんの小さな子どもの頃から、成人の体つきへと変貌していく最中にあった均整のとれない思春期の頃、そして成人になっても時とともにさらに体つきが変化するのは見てとれるでしょう――そこであなたは時を越えて身体が変化するのを観察している視線が存在するのに気づくはずです。その人は、たとえ体つきが変化しようとも、時代から時代へと存在し続け、ときには数年前の身体のことに立ち戻って、現在のそれと比較して考えることもできるのです。繰り返しますが、これが「気づいている自己」です。

ですから、われわれの学習経験、役割、身体、思考、感情、体験などが、自身を定義づける自己であるかのように感じられるかもしれませんが、しかしそれらは時とともにさまざまに変化していくものであり、それを誰かが観察し続けているのです。われわれの目的からすると、われわれが「あなた」とみなす者は、この誰か、つまりあなたの「気づいている自己」なのです。

チェスボードのエクササイズ

あなたが糖尿病を管理できるようになるために「気づいている自己」について説明してきたのには、大きな理由があります。それというのは、糖尿病に罹患していることに関するどんな恐ろしい思考や感情を抱えていても大丈夫で、同時にあなた自身や糖尿病のケアを実行できるような心の場所を確保する手助けになるからです。このことをACTの観点から考えるうえで、中心になる方法の一つがチェスボードのエクササイズです(11)。

初めに、あなたの目の前に巨大なチェスボードが置かれていると想像してください。チェスボードの上では、どんな方向へも無限に移動できると考えてください。さて、このチェスボードには、通常のチェスゲームで使用されるコマが置かれています。キング、クィーン、ルーク、ナイト、ビショップ、そしてポーンです（将棋でいうなら王、金、銀、飛車、角、桂馬、香車、歩ですね）。チェスのルールを知らなくても、チェスが上手でなくとも結構です。おそらくほとんどの人がチェス（または将棋）そのものについてよく知らなくても、チェスボード上にどのようにコマが配置されるかぐらいは想像できるでしょう。さて、コマの半分が赤、残りの半分が白に色分けされていると想像してみてください。赤のコマは、好ましくない思考や感情からできています。例えば、糖尿病によって視力が失われたり、足を切断したりしなくてはならなくなるかもしれないという否定的な思考や感情、恐れなどです。反対に白いコマは好ましい前向きな思考や感情からできています。例えば面白い読み物に出合った幸福とか糖尿病の管理がうまくいくといった楽天的な考えなどです。

さて、このチェスゲームには、基本的に五つの独立した要素が含まれています。白のコマ、赤のコマ、赤チームのプレイヤー、白チームのプレイヤー、そしてチェスボードです。もしこのチェスゲームをあなただと仮定すると、この五つの構成要素のうち、あなたが「これが自分です」と指差すのはどれでしょう？　例えば、白いコマ（糖尿病に関する前向きな思考や感情）を動かして、赤いコマ（糖尿病に関する否定的な思考や感情）をすべて取り除き、勝利しようとする白チームのプレイヤーでしょうか？　もしくは、糖尿病に関する否定的な思考や感情と直接闘う、白いコマそのものでしょうか？　ときには自分が赤いコマや赤チームのプレイヤーのように感じる日もあるかもしれませんね。そんなときは、ありとあらゆる前向きな思考や感情を打ち負かし、否定的な思考や感情のみに焦点を当てているようなときでしょう。それともそういったすべての出来事が繰り広げられている、チェスボードそのものがあなたなのかもしれません。

多くの人は、人生の大部分を白チームのプレイヤーや白いコマとして過ごしています。赤いコマと闘い、盤上から叩き落とし、完全に追い払おうとします。否定的な思考や感情と渡り合うためにとる方法としては、これが最も一般的な対処法です。そう、否定的な思考や感情を追い払って、前向きな思考や感情を増やそうとすることです。でも、チェスボードについて最初にどう言ったかを思い出してください。チェスボードは巨大で、かつその上をありとあらゆる方向に向かって無限に動くことができるのです。ですから、赤いコマを完全に盤上から叩き落とすなんてことは不可能です。このことは第1章で取り上げた次のこととも一致しています。つまり、どんなに一生懸命に紫のドラゴンのことや不安、もしくは糖尿病のことでさえ、考えないように努力しても、一般的にはその考えを完全に払いのけてしまうなんてことはできない、それというのも、まさにあなたがそれらを払いのけようとしていることがうまくいかない原因なのだから、ということです。

では、白いコマや白チームのプレイヤーではなくて、チェスボードになってみたらどうでしょうか？　あなたがチェスボードであるとすれば、もはやゲームの結果を気にすることもなくなり、そのためどちらか一方のコマを追い払うために闘う必要も、もはやなくなります。加えて、不安や悲しみといった非常に強大な力を持つコマが参戦してきたとしても、ボードであるあなたが危険にさらされることはありません。そのコマは、あなたが闘いの場に直接立ち臨まなければならないチェスのコマだった頃のようには、もはやあなたを脅かすことはないのです。したがって、否定的な思考や感情を排除する必要性が減るだけでなく、それらがどれほど危険かという見通しも変化します。

それではチェスボードは何をしているのでしょうか？

それでは、われわれが望んでいない、もしくは対応にうんざりしているコマに対抗するためのミサイル発射台として使用できないというなら、このチェスボードはどんな役割を果たしているというのでしょうか？　さて、このメタファーにおいてチェスボードのできることが二つあります。良いコマと悪いコマ、両方を乗せておくことができるということ、そしてもう一つ、良いコマも悪いコマも乗せて、そのすべてをある方向へ移動させることができるということです。実際のところ、このチェスボードはありとあらゆる方向に無限に広がっているといいましたので、チェスボードに含まれていない場所へ動くことはできないはずです。しかし、われわれは試みに、この巨大なチェスボードがあちこちに移動できるものと仮定しようと思います。

そこで、このチェスボードができる二つのことが、コマを乗せておくこととある方向に移動することだとすると、あなたや、糖尿病とともにあるあなたの人生という観点から考えたとき、そのことは何を意味するでしょうか？　さあ、あなたがチェスボードであると仮定すると、あなたはいまや、糖尿病に関して「血糖値をうまく管理して基準内に保つことができる」などの前向きな思考を持つことができます。反対に、糖尿病との闘いに負けてしまうかもしれないという心配や、必要とされる難しい生活習慣の改善がほとんどできないという思考のような、否定的な思考もまた抱いていることが可能になります。そして、あなたはその2種類の思考を両方とも抱えていてもかまいません。あなたはチェスボードなので、それらの思考をチェスボード上から追い払わなくても、チェスボードとして前進できるからです。

それでは、前進できるとすればあなたはどこへ行けるのでしょうか？　もちろん、あなたの「価値」の向かう方向へ、です。つまり、あなたの行く手を阻むことができる力を持っているかのようにも感じられる思考や感情を抱きつつも、あなたは人間関係を深める方向へと進むことができ、自分の糖尿病をうまくケアする方向へと進むこともでき、活動的な人生を送る方向へと進むことができるということです。あなたは自由にそれらの思考や感情を連れて、お出かけすることができるのです。

ルイスの物語

この考え方がどのように効果を発揮するかを、わかりやすい例で示すために、ルイスの例を挙げます。ルイスは2型糖尿病と診断された57歳の男性です。診断を受けて最初の1年間は、ひどい抑うつ症状の中で過ごしました。というのは、今まで楽しんできたすべてのことが、もはや決してできなくなってしまったかのように感じていたからです。ルイスは常に血糖値を気にかけ、血圧やコレステロール値が高いことを気にかけていましたが、食生活や運動習慣を改善するには自分がまったくの無力であるかのように感じており、なおかつ、無力さを思い知らされるという理由で、薬を飲みたくないと感じている状態でした。

われわれが初めてチェスボードの考え方について話し始めたとき、ルイスは「それは僕に当てはまるようには思えない」と言っていました。彼は彼なりのベストを尽くしていましたが、行く手にそびえ立つ手に負えないものが、「自分のおかれた状況」だけでなく、自分の思考や感情も含んでいるとは、まったく感じていなかったのです。とにかく徹底的にこのエクササイズをやってみるようルイスを説得したところ、ルイスはたくさんの白いコマ、つまり前向きな思考を発見することができました。その中には、自分がいくばくかの意志の力を今でも自分の中に見出すことができるという希望や、自分が良い人間だという信念、そして良い人間ならば報いを受ける相応の理由がなければ、恐ろしい結末といった罰を受けることはないのだという信念も含まれていました。ルイスはまた、自分が白いコマを使って闘わせていたたくさんの赤いコマ、つまり否定的な思考も見つけ出すことができるということに気づきました。そこには自分の身に何が起こるのだろうとか、糖尿病をまじめにケアしたくないとか薬を飲みたくないという気持ちにかかわる思考や心配のすべてが含まれていたのでした。

ルイスはたちまちにして、自分が二色のコマに挟まれてがんじがらめになって生きていたのだということを認識しました。自分がいつも心配な気持ちと闘おうとしていたこと、心配な気持ちをチェスボードから蹴り落として追い払おうとしていたこと、そして心配事については考えないようにしていたことを告白してくれました。薬を飲むことに対する感情を、薬を飲むことはそんなに悪いことじゃないと自分自身に納得させようとすることによって、変化させようとしていたことにも気づきました。興味深いことにルイスはまた、自分が最も激しく闘っていた問題の一つが、夕食後にデザートを食べたいという強い欲求だったということも観察しました。彼がわれわれに語ったところによると、デザートを食べたいという衝動を追い払うために、思いつく限りのありとあらゆる方法を試してみたが、結局いつもそういった衝動を叱り飛ばすことで終わっていたということです。まるで自分がそういった衝動のせいで生きるか死ぬかの闘いの中にでもいるかのように感じていて、なおかつ、自分の意志の力よりずっと衝動の方が強いので、衝動の方が勝利を収めつつあるかのように感じていたのだと話してくれました。

ルイスの体験の鍵となる側面の一つは、彼が「チェスボードのレベル」ではなく「コマのレベル」で闘っているということを認識できたという点です。ルイスが自分の視点を変えたとき、衝動は排除する必要がないことがわかり、それよりも衝動に気づいて、そのまま、つまり衝動自体として眺めていることができるとわかりました。これによって、食後にデザートを食べることに関して何らかの異なった対応策をとるチャンスを得たのです。すなわち、困難な感情や思考から逃げ出す代わりに、糖尿病をうまく管理するために自分の価値が指し示す方向へと一歩踏み出すことができるようになったのです。

あなたのコマは何？

少し時間をとって、あなたの「コマ」、特に糖尿病に関連する思考や感情について考えてみましょう。あなたの糖尿病用ノートかメモ用紙を用意して、あなたが糖尿病に対して抱いている否定的な思考や感覚、記憶、身体の感覚、そして感情について書き出してみてください。糖尿病に罹患していることへの恐れやいくばくかの恥の感覚、困惑であったり、糖尿病を管理していくための自分の能力に関する思考や心配であったり、足の痺れや眼のかすみ、倦怠感やその他の好ましくない症状を含めた、自覚している身体の変化や体験など、本当に考えたくもない糖尿病についてのあらゆる事柄があるでしょう。

さて次に、その紙の別の場所か別のページに、否定的な上記の感情と「闘わせ」ようとする肯定的な思考や感覚、記憶、身体の感覚、感情をすべて書き出してみましょう。例えば、合併症への恐れに対して「でもたいていは気分が良くて、調子が悪い気がしない」という思考でもって反撃しようとしているなら、それを書き出しましょう。ストレス度をなるべく上げないように、前向きな思考や感情を思い浮かべようと努力しているのなら、その思考や感情を書き出しましょう。

これであなたの「赤いコマ」と「白いコマ」のリストができあがるわけですが、これから、自分がチェスボードになった気分で大地に横たわり、その上に書き出したすべての思考や感情を乗せているところを想像してみましょう。自分とそれぞれの思考や感情との距離感を、それが前向きなコマか否定的なコマかにかかわらず、コマを排除したり追い払ったりすることなく、測れるかどうか眺めてみましょう。できそうですか？　これは、タイヤをフル回転させて糖尿病の恐れから逃げ出そうとするよりももっと大事な、糖尿病に罹患しつつ健康でいられる人生へと向かって歩み出すための大きな一歩となります。

安全な立ち位置

この時点で、われわれのところへ来る患者からよく聞かれる質問の一つは、「どうしてこんなに苦労して「自己」と自分の「コマ」とを区別しなくてはならないのですか？」というものです。患者は、コマが単に自分の一部にすぎないのではないだろうかと悩み、そもそももし自分たちがそれらのコマを排除する必要がないのであれば、どうしてそれらのコマが「自己」と分離されたものなのかどうか心配しなくてはならないのかと考えるわけです。答えは簡単です。われわれが、われわれの思考や感覚、記憶、そして感情をわれわれ自身と分離されたものとして扱う理由は、その状態こそがわれわれが次のステップへと踏み出すことができるであろう場所になるからです。次のステップとは、実はそれらの思考や感情をそのままの状態で、自ら進んで受け容れることです。もし、われわれの抱えている思考や感覚がまったく否定する余地のないほど真実で、われわれを定義する代物だとしたら、否定的なものや好ましくないものは何であろうと排除する必要があるということになりますね。しかし、あなたの思考や感覚はあなたが持っている「コマ」で、あなたの真の「自己」を形作るものではないとすれば、それらの思考や感覚にただ気づいているという作業はずっと簡単なことになるのです。

ルイスの例を思い出してください。もし何か甘いものを摂取しなくてはならないというルイスの思い込みが、いずれにしても本当に真実で、ルイスが何者であるかという根幹に不可欠であるとしたら、ルイスは自分の衝動を自ら進んでそのままにしておいたり、夕食後にデザートを食べることによって引き起こされる居心地の悪さを完全に排除してしまう必要がないという選択肢は、おそらくありえなかったことでしょう。皮肉にも、ルイスはデザートを食べないようにするためには衝動を排除しなければならないと本当に信じ込んでいたのですが、それは単なる衝動であって、必然的に真実である何かや排除しなくてならない何かではないと気づくことで、ようやく自分の行動を変えることが可能になったのです。

なぜ「気づいている自己」が有用なのかを理解することと、それを体験しあなた自身の人生に結びつけることは別物です。次の章では、「チェスボードとしてある」というこの感覚をより深く自分のものにできるようにし、その感覚がどれほどあなたの糖尿病管理に力を与えてくれるものかがわかるように、さらなる体験とエクササイズを提供していきます。

まとめ

われわれが自分自身を概念化する方法は、ときとしてわれわれの価値が示す方向とは異なった行動様式へとわれわれを縛りつけることがある。

あなた自身の自己を、あなたの思考や感覚から成り立っているものとしてではなく、それらが生じている場所（チェスボード）として理解することは、それらを排斥することなくただ気づくことを可能にする方法である。

第6章 何を、心から進んで行うのでしょうか?

第5章では、あなたの「気づいている自己」と、あなたの糖尿病に関する思考、感情、そして恐れとの違いを自覚することについて話してきました。すでに述べてきたように、両者を区別することは重要です。糖尿病に関する思考や恐れ、心配そして感情のすべてを排除しようとするのではなく、それらをあるがままに持っていることができる心の空間を作り出す手助けをしてくれるからです。ここを出発点として、糖尿病や生活全般にかかわるつらい思考や感情が、あなたにとって回避すべきもの、排除すべきもののように感じられようとも、それらのすべてを進んで（willing to）持ち続けようとする考えを実行に移すために、いま一歩、歩みを進めましょう。

ここで、われわれがウィリング（willing：進んで〜する）、もしくはウィリングネス（willingness）

という言葉で意味することがあまり明確ではないかもしれませんので、少し時間をかけて、われわれがどのような意味でそれらの言葉を使用しているのか説明したいと思います。しかしながら、たとえあなたが、われわれがこの言葉で意味することを理解したとしても、それを実行に移すのは簡単なことではないかもしれません。というのも、ウィリングネスであることは、われわれがそれから逃げ出そうとしている、まさにそのものに向かって進むことを含んでいることがたびたびあるからです。

ウィリングネスを定義する

まず「ウィリング（willing）」という言葉を定義することから始めましょう。この本でのこの言葉についての理解および用法は、ヘイズ、ストローサル、ウィルソン[11]の記述に基づくものです。日々の生活の中であなたが何かを進んで（willing to）行おうとするとき、それはあなたがそうすることを望んでいようといまいと、あなたにそれをするつもりがあるということを意味します。例えば、もしあなたが配偶者に「今日は私が子どもたちを学校へ迎えに行くよ」と言う場合、それは通常、たとえあなたが子どもを連れて帰る役目を望んでいないとしても、子どもを連れて帰ることに（あなたの欲求よりも、もしくはあなたがそうしたいという欲求を持てないことよりも）大きな目的があるために、それを実行するつもりがあるということになります。

ウィリング（willing）と望むこと（wanting）

われわれはここで、「ウィリング（「進んで～する」こと）」とは何かをしたいと望むのと同じことを意味するのではなく、実際にはときとして正反対の場合さえあるということに気づく必要があります。例えば子どもを迎えに行くとか、台所のごみをきれいに片付けるとか、仕事を失わないためにあなたが必死に努力して挙げた功績を上司が横取りするがままにさせておくといった、あなたが望んではいないことを自ら進んで行うことがあるかもしれません。けれども「進んで～する」ことは「望まない」ことと同じである必要はありません。もし、あなたが何かをすることを絶対に望まないというのであれば、多くの場合あなたは進んでそうはしないでしょう。例えば大多数の人は、仮にそうすることに十分な理由があると思われる場合でも、重大な犯罪を自ら進んで行うことはしないし、愛する人に危害を加えるようなこともしないはずです。

「進んで～する」ことが、したいと望むこととも望まないこととも同じでないのはなぜかという点は、われわれがウィリングネスという言葉で意味することを理解するために重要です。「進んで～する」ことはしたいと望むこととは違います。ですから、何かを進んでするために、それをしたいと望む必要はないのです。「進んで～する」ことはするのを望まないこととも違います。ですから通常、あなたがそうしようとするのには、あなたがただそうしたいと思っているという以上の高次の目的があるのです。

なぜあなたが子どもを迎えに行くのかといえば、それはあなたが子どもたちを安全に家に連れ帰ることに価値を置いているからであり、かつ自分の配偶者に過剰な負担をかけないようにすることに価値を置いているからです。あなたがごみをきれいに片付けるのは、あなたが台所で安全に食事の支度をするために台所を清潔に保つことに価値を置いているからです。上司があなたの業績を横取りするがままにさせておくのは、仕事を失わないことに価値を置いているからであり、もしかしたら自分の手柄にがつがつしない人間であることに価値を置いているからかもしれません。

価値、価値、価値

ここでのテーマに気がつきましたか？　あなたが進んで（必ずしも望んでではなく）何かを実行したり体験したりしようとする分野を見ていくと、典型的には、あなたがそれを実行したり体験したりしようとする、より高次の価値がそこにはあるという理由からなのです。これは第3章で価値や糖尿病を管理することについて話し合った際に用いたのと同じ原理です。あなたは糖尿病の療養を行ううえで要求されること、そのすべてを望んで行いたいとは思わないかもしれません。事実、ほとんどの人はしたいと望んでいないでしょう。しかし、それが真実だったとしても、あなたはそれでも療養行動を継続することができるわけです。なぜなら、孫が高校を卒業するまでそばにいて見守っていられることに価値を置いているからであり、自分の身体をきちんと管理できる人間であることに価値を置いているからです。

糖尿病コンピューター

たとえあなたが望んでいなくても糖尿病の療養行動を進んで実行するにはどうすればよいのか、ということについて考えるための方法の一つとして、仮に葛藤の根源であるコンピューターを所有しているようなものだと考えてみるやり方があります(11)。このコンピューターを、あなたの「糖尿病コンピューター」と呼ぶことにしましょう。この糖尿病コンピューターの作動の仕方は他のよくあるコンピューターと同じです。ハードウェアとソフトウェアがあり、インプット情報を取り込み、それをハードウェアとソフトウェアで計算した結果に基づいてアウトプットを行うのです。

インプット

あなたの糖尿病コンピューターについて考えるにあたり、まず、このコンピューターがアウトプットするためにどのようにして情報を取得しているのかに焦点を当てましょう。あなたの知っている人は誰でもあなたの糖尿病コンピューターを起動でき、彼らが望むことを何でも書き込めると想像してください。友人や家族の中には、あなたが糖尿病を管理していくのを勇気づけてくれるようなフレーズや支援の言葉を書き込んでくれる人がいるかもしれません。もしくは、あなたは糖尿病を管理するうえであまり頑張っていないとか、あなたが糖尿病患者には好ましくない食品を摂取しているとか、行うべき療養行動をとっていないと気づきを促すような言葉や文を書き込む人もいるかもしれません。

さてここで、あなた自身もこのコンピューターに書き込みができると想像してみましょう。あなたは糖尿病についての前向きな思考や感情を書き加えるでしょう。例えば、自分はこの病気を叩きのめせるとか、これからは糖尿病の管理をとてもうまくやれるだろうといったことを、自分に向けて書き込むかもしれません。もしかしたらあるときにはこの糖尿病コンピューターに、否定的な書き込みをするかもしれません。場合によっては落ち込んでしまい、決して糖尿病をうまく管理していくことなんてできないだろうと書き込んだり、足を切断したり視力を失ったり、その他糖尿病に起因する重篤な健康問題を抱え込むことになるかもしれないという心配を書き込むかもしれません。

アウトプット

さて、糖尿病コンピューターは、このようにインプットされたものが前向きなものであろうと否定的なものであろうと何であれ、普通のコンピューターがそうであるように、ただすべてを取り込み、このインプットされた情報と独自のソフトウェア、ハードウェアに基づいて処理します。さて、コンピューターが演算処理を行い、画面上にアウトプットが映し出されたところを想像してみましょう。「あなたの糖尿病は今後決して良好なコントロール内に達することはなく、ただ悪くなっていくだけでしょう」。

さあ、あなたはどのように感じますか？　お手上げだと感じるでしょうか？　このメッセージを消去しようとして思わず「delete」ボタンを押してしまうかもしれませんね。もしくは友人や家族のせいにして、その人たちや自分自身に腹を立ててしまうかもしれません。もしかしたらコンピューターの画面を見たくなくなったり、画面の表示が間違っているかもしれないと思ってプリントアウトしてみようとしたりしているかもしれません。しかし、あなたが何を試みようと、このメッセージは消えてなくなることも変化することもなく、何をしてもこのメッセージが出るだけなのです。「あなたの糖尿病は今後決して良好なコントロール内に達することはなく、ただ悪くなっていくだけでしょう」。

このような状況に陥れば、おそらくかなりの無力感にさいなまれることでしょう。もしかしたら、あなたがこの本を手にしたときにあなたの感じていた気持ちにも当てはまっているかもしれません。あなたが何をやろうとしても、自分が行きづまっていることや、この難しい病気を管理するために必要とされるすべてのことに圧倒されていることを思い出してしまうだけだといった気持ちです。

視点

では、コンピューター画面上のメッセージを消し去ってしまうことができないとしても、あなたにとってのそのメッセージの意味を変化させることができる、ちょっとした方法がもしもあるとしたらどうでしょうか？　そのちょっとした方法とは、コンピューター画面を見るあなたの視点を変えることです。

例えば、コンピューターでサスペンス映画を見ている人がいると想像してみましょう。この人はコンピューター画面に顔をとても近づけて映画を見ていて、映画の中の出来事に夢中です。もしここで、予測もしていなかった出来事が映画の中のどこかで発生したら、おそらくその出来事がまるで自分がいる部屋の中で起こったことのように飛び上がって驚くことでしょう。この反応を見ると、まるでコンピューター画面なんてまったく存在しないかのように見えますし、それを見ている人は、まるでその人が現実にその映画の中にいるかのように映画の中で起こっている出来事に影響されているように見えます。

さて、他にもう一人、コンピューター画面で同じ映画を見ている人がいるとしましょう。ただし、この人は少し後ろに座っているので、画面や映画の中の出来事もすっかり見えるのですが、同時にコンピューターの後ろの壁も見えているし、コンピューターデスク上に積まれた書類の山も見えています。映画の中で何かが起こったら、その人もそれに気づくし反応もしますが、画面の間近にいた人のように飛び上がったりはしないかもしれません。なぜなら、その人は映画の中で起こっている出来事が、自分のいる同じ部屋の中で起こっているわけではないということを、画面間近にいた人よりも少しははっきりと認識できているからです。

さて、画面の中央に「あなたの糖尿病は今後決して良好なコントロール内に達することはなく、ただ悪くなっていくだけでしょう」というメッセージが出てきたら、この人たちはどのような反応をすると思いますか？　おそらく、最初に出てきた画面間近で見ている人は、そのメッセージを消去するために何かしなくてはいけないかのように感じるでしょう。そのメッセージが、自分自身に向かって発せられたものであるかのように感じられ、見たくもないメッセージだと感じることでしょう。一方後者の、少し後ろで見ていた人は、画面にそんなメッセージが出てきて驚きはするでしょうが、そのメッセージを消去する必要をそれほど強くは感じないかもしれません。「わぁ、面白いな。自分宛の字幕が画面に出てきたぞ」とさえ、考えるかもしれません。しかし、映画を見ている姿勢や、画面から離れて座っている距離のおかげで、自動的にそのメッセージが真実であると感じたり、自分がいるこの部屋で起こっていることだと感じたりすることはないのです。

この本におけるわれわれの望みは、あなた自身の糖尿病コンピューター上にメッセージが出力された際、このような視点のシフトをあなたができるようにお手伝いすることです。われわれは、あなたが画面から少し離れた場所に座っていることに助けられて、画面上に出力されるありとあらゆるメッセージや思考を、変化させなくとも、もっと進んで持っていることができるようになってほしいと考えています。もしそうすることができれば、あなたが自分の考えていることや感じていることを変化させる必要性も減ってくるだろうと考えています。というのもただ画面に出力されたというだけで、そのメッセージが真実だと考える必然性はないということがわかるくらいに、あなたは画面から十分離れて座っているからなのです。

私はこんな「考え」を持っています

この時点で多くの場合、次のどちらかの反応があります。「オーケー、私はやる気だよ。さあ、始めよう！」と思うか、「まあ、かなりやる気ですよ……うーん、二つ三つ体験してみるなら進んでやってみてもいいな。でもそれほど難しくないやつをね」と思うかのどちらかです。もちろん、どちらの反応もまったく普通の反応です。われわれの多くにとって、糖尿病に罹患しているという事実は人生をしくじること、さらには生命の危機をも意味するのだといった、実に否定的でひどく落ち込ませるような恐ろしい思いを進んで持ち続けるというアイデアは、受け容れ難いものです。というのも、もしそのことを考えなかったり、その根底にあるものに本当に気づくことがなかったりすれば、そんなに恐ろしく感じることはないだろうと確信しているからです。

こういった恐れのバランスをとる手助けとなる方法の一つが、第5章の「気づいている自己」という考え方を思い出すことです。もし、第5章で使用したメタファーのチェスのコマや、プレイヤーとしてではなく、チェスボードであるかのように自分自身のことを考えることができたら、われわれは糖尿病に罹患していることについてや、人生におけるその他のさまざまな出来事についての恐ろしい思考や感情を、それらを追い払う必要なしに進んで体験することができる、そういった安全な足場を確保することができるようになります。このような場を持つことで、われわれは自分の思考や感情を、まさに「思考」と「感情」であると認識することができるようになるのです。

自分の思考を「思考」として、感情を「感情」として認識することができる場に到達するための、もう一つの方法は、思考に「思考」と、感情に「感情」とラベルづけすることです[11]。例えば、もしあなたの愛する人が糖尿病にかかっていて、その方が視力を失ったり、下肢切断までも体験したりするのを見てきたとして、今度はあなた自身が糖尿病と診断され、同じことが自分の身にも降りかかるかもしれないと信じたとしたら、それは実に恐ろしい状況になるでしょう。糖尿病について考えると、考えるにはあまりにもつらいことが思い出されるので、あなたは糖尿病についての思考を進んで持とうとはしないでしょう。しかしながら、このように抵抗することが、自分の思考や心配を、それをあなたが持っているというだけの理由で、自動的に真実で信じるに足るものであるかのようにしてしまうのです。本質的には、この時点であなたが持っているものは、自分は糖尿病と診断されてしまったのだから、何か良くないことが自分の身に起こるだろうという恐れや思い込みだけです。しかし、それらはすべてただの思考であり、思い込みであり、恐れなのです。真実ではありません。われわれがそういった思考や思い込み、恐れに、あるがままにラベルづけをしたとき何が起こるのかを見てみましょう。

「私の父は糖尿病にかかったせいで失明し、片足を失った。今度は自分自身も糖尿病と診断されてしまったのだから、同じことが自分の身にも降りかかるに違いない」

vs.

「私の父は糖尿病にかかったせいで失明し、片足を失った。今度は自分自身も糖尿病と診断されてしまった。それで私は、同じことが自分の身にも起こるかもしれないという心配を持っている」

思考には「思考」と、感情には「感情」と、思い込みには「思い込み」と、心配には「心配」とラベルを貼ること、そうすることでわれわれは、自分が考えたり感じたりしていることから一歩下がって見ることができるようになります。それは、あのコンピューター画面から離れて見るのと同じことです。こうすることだけが、ときとして、われわれの葛藤から少しだけわれわれを自由にしてくれる、最も強力な行動となりうるのです。例として、67歳の元教員で、約20年間も糖尿病の療養についての葛藤を抱えてきたスコットのお話をしましょう。スコットが語ったところによると、糖尿病を管理するために自分がすべきことは何かを理解するのは、それほど難しいことではないのですが、行動に移すのが非常に難しいとのことでした。彼は、食事や運動について何か新しい取り組みを始めても、いつもその勢いは数日間しか長続きせず、結局スタートラインに舞い戻ってしまうことに気づいていました。そしてそのようなときには、スコットは「また失敗してしまった」と感じ、「糖尿病治療にトライしてみようとしたって、結局事態は悪くなるだけだ。だって、いつも失敗に終わるのだから」と自分に語りかける考えが浮かび、最後には自分が嫌になってしまうばかりなのです。

われわれの糖尿病クリニックにやってくるまでの間、この悪循環のせいでスコットは長い間新しいことにトライするのをあきらめてしまっていました。数分間話しただけで、スコットの最も重大な問題点が、「自分は糖尿病の管理に挑戦すらすべきでない」と命令しているかのような思考を持っているということではなく、彼がその思考を百パーセント信じきっているということなのだということが明らかとなりました。事実、彼がそのような思考を抱え込んでいるということにはもっともな意味がありました。それほど、これまでに何度も挑戦し、失敗してきたのです。しかし、思考が真実だと決め込んでしまうことによって、物事を方向転換するために何ができるのかという、自分の行動オプションに限界を設けてしまっていたのです。スコットは、われわれが、そんなふうに感じたり考えたりしないようにと言わないこと、その代わりに、そのような感情を感じ、思考を持っていることにありのままに気づき、その感情や思考が「感情」であり「思考」であって、真実である必然性はないということにただ気づいているようにと伝えたことに、びっくりしていました。

覚えておいていただきたいのですが、このようなつらい考えや感情を心の中から排除してしまわないようにすることの目的は、ただおもしろ半分で言っているのではなく、そうすることで、あなたがつらい思考や感情から逃げ出すのではなく、糖尿病に関する「価値」に向かって歩み出すことができるようになるからです。今、われわれは自分の思考や感情から一歩退いて眺め、それらの思考や感情を「思考」や「感情」として気づいているというプロセスを開始したわけですが、その二つのスキルを一つのエクササイズにまとめることができます。

瞑想の練習

ほとんどすべてのスピリチュアルな伝統や宗教的な伝統において、ある種の瞑想が実践されています。このため、瞑想は宗教的概念と結びつけて考えられるようになりました。それはかまわないのですが、そのために、われわれが健康促進のためにこの瞑想法を用いる際に、その趣旨が複雑で理解しがたいものになってしまいました。これはとても不幸なことです。というのも、一般に瞑想を実践することにはさまざまな健康への利点があるからなのです。瞑想は、回避を手放し思考にとどまったままで、「気づいている自己」として「今、この瞬間」を生きるために、あなたの心の筋肉を鍛えるたいへん良い方法の一つです。要するに、瞑想は、われわれが今まで取り組んできたたくさんのスキルを応用した、拡張されたウィリングネス・エクササイズなのです。あなたが瞑想を行う中で練習するスキルは、つらい思考や感情が予期せず心の中に浮かんできたときに、あなたの中にあって助けてくれることでしょう。

瞑想の健康的なメンタル・エクササイズを、5ステップに単純化してみました。初めにそれをリストとして示し、次になぜそれら5ステップが必要なのかを説明していきたいと思います。

1．なるべく肘掛けのない、背中が背もたれにくっつかないようにして座れる座り心地の良い椅子に、背筋を伸ばして腰掛ける。

2．目を開けて斜め45度下方を見つめる。約15ｍほど先の何もない空間、例えば飾り気のない壁の下の部分を見るようにする。

3．片方の手を、手のひらを上にして膝の上に置く。もう一方の手を、手のひらを上にした状態で最初に置いた手の上に重ねて置く。上腕と肘を体幹から少し離した状態に保ち、そのままじっと座っている。

4．呼吸に意識を集中する。意識がそれたら、ゆっくり集中するように元に戻す。

5．これを少なくとも5分間、１日2回、静かに行う。

以上です。本気で言っているのです。ほんとにこれだけです。

この五つのルールを一文にまとめて短縮化することもできます。１日2回数分間、何も見つめることなく、余計なことは何も感じることなく、ただ自分がここにいること、この身体の中にいること、この空間の中にいることに気づいた状態で、心を研ぎ澄ませて背筋を伸ばして座ってください。

では、どうしてこのような瞑想が有用なのでしょうか？　要点をいうと、これは、あなたのマインド（訳注：心の働きの理性的な側面、日本語では「頭」に近い）が働きかける対象を何も提示しないようにして、あなたが注意深く、気づきを維持しながら、自分に注目するための能力を伸ばそうとしているのです。つまり、あなたは自分の分析的なスキルを、それが有用だと思われるときには利用し、有用でないと思われるときにはそのままにしておくことを学ぶことができるのです。

問題解決は、必然的にあなたのマインドが物事を変革しようとすることにつながります。時間をかけて、自分の好ましくないものを排除するにはどうしたらよいのか、そして好ましいものを生み出すにはどうすればよいのかを明瞭にしていきます。そのやり方がうまくいったときは（ほとんどの場合そうですが）、素晴らしいものです。しかし、あなたがつらい感情や思考を実際に体験するときには、これらのスキルはあなたを暴走させてしまいかねないのです。あなたは、自分が何者かを忘れ、自分がしていることに集中していられなくなります。気づくと自動操縦状態になってしまっているのです。

前章の「高架橋のエクササイズ」を思い返してみましょう。「気づいている自己」であるあなたは高架橋の下に立っています。「思考」を乗せた車が、頭上をスピードを出して走っています。問題解決は、あなたに高架橋の上の車に乗り込むことを要求してきます。しかし、いったん車に乗り込んでしまったら、あなたは車の流れを眺める立場から、車の中から世界を眺める立場へと移行してしまうのです。そうなれば、もはやほとんどのものがはっきりとは見えなくなります。周りの車はビュンビュン走り去っていくので、あなたはそれがどんな車なのか確かめることはできません。木々を見分けることもできません。雲を眺めるようなリスクをおかすこともできません。さらにいろいろな点で悪いことに、今や多くのことが危険であるかのように見えるのです。例えば、あなたの方をまっすぐ向いている車は生命を脅かすもののように見えるでしょう。あなたは安全な場所を失ってしまったのです。

問題は、人間のマインドは問題解決のためのたいへん強力な器官であるために、事実上あなたが「思考」の車に乗り込むことを要求するものだということです。そのため、われわれにはそうした誘いを断る練習ができるように、特別な状況を作り出す必要があります。

瞑想とは、そうした特別な状況なのです。さあこれから五つのルールに立ち戻って、なぜそれぞれのルールが必要なのか見ていきましょう。

背筋を伸ばして座る

瞑想の本ではよく、床に足を組んで座禅するように、という指示が書かれています。この姿勢は、あなたの身体が柔軟で足を組むことができるのならば、少しは有用なのかもしれません。しかし、もしあなたの身体がそれほど柔軟でなければ、膝を痛める危険性があります。椅子に座る方が簡単ですが、その場合は決まった方法で座らねばなりません。「背筋を伸ばして」という指示は、背筋をまっすぐにして、頭が空につくかのごとく頭を天に向かって高く伸ばすということを意味しています。この方法は姿勢を正すための特別なやり方ですが、副次的なものにすぎません。つま先とおしりはともかく、身体を重力の方向と一直線に合わせ、椅子や床があなたの身体を支えるというよりもむしろ、あなた自身の力で自分の身体を支えるのです。この点が重要で、それというのも、こうするには注意と、ちょっとした努力が必要とされるからです。もし、椅子にだらりともたれかかったりすれば、たちまちリラックスして、集中できなくなります。眠り込んでしまいさえするかもしれません。ただリラックスしたり、ましてや寝てしまうというのでは瞑想ではありません。緊張感を持って目覚めていなければならず、回避や問題解決へのあなた自身の心の誘惑を退けるにはどうしたらよいのか、学ぶことに集中しなければなりません。背もたれにもたれかかったり、肘掛けに身体を預けたりせず背筋を伸ばして座ること、これによって目覚め、緊張を維持するための姿勢が生まれるのです。また、こうすることで、自然とフィードバックがかかるようにもなっています。あなたがこの瞬間から注意をそらすと、たちまちにして自然と前かがみの姿勢になります。つまり、そういう姿勢になったら自分の注意がそれたことにすぐ気づくというフィードバックがかかるわけです。他のルールにもそれぞれ同様の目的があります。

壁に向かって視線を下方に固定する

目を開けた状態を保つことは、二つの点で有用です。まず、目を開けていることは、身体の外部の世界で起こっている出来事に気づいている（そうして「気づいている自己」に注意を向ける対象を与える）ことを意味し、次に、（背筋を伸ばして座るのと同じように）眠り込んでしまうのを防ぐのを助けます。では、なぜ屋外に座って景色を見ないのでしょうか？　少なくとも美しいものを観賞することすら許さないのはなぜなのでしょうか？　その方がもっとリラックスできるのではないでしょうか？　実際、これに似た方法をとっている瞑想訓練があるのは確かです。しかし、われわれの方法の方がよりシンプルで安全です。正しい方法で行わない限り、あなたのマインドに、見て評価するような対象を提供することは、われわれの目的に反するのです。われわれは姿勢を保つという理由から、斜め45度下方の壁の下の部分を見るようにいいます。というのは、頭を下げると眠くなるでしょうし、頭をそらせば不必要に筋肉の緊張を高めてしまうからです。環境を選択するにあたっては、静かで、５分間あなたが邪魔されることのない場所であればどこでもかまいません。少なくとも初めのうちは、毎回同じ場所で訓練をするのがベストです。そうすれば、周りを見回したいという誘惑に駆られることもないでしょうし、周囲の環境について新しい、たくさんの意見が浮かんでくることもありません。

両手を重ね合わせ、肘は少し体幹から離しておく

手のひらを上にして、両手を重ねておくとき、両の親指は自然と重ね合わされ、それがそのまま古典的な瞑想の姿勢になります。一般的に用いられるメタファーでは、手の中に壊れやすい卵を持っていることをイメージしなさいといわれます。この姿勢をとることによって、手が固定された状態で保持され

ます。もし、腕が動くままにしていたら、あなたのマインドはすぐに腕に達成すべき目標を与えてしまうでしょう（例えば、椅子に張られた生地の手触りを確認する、といったような）。そして、背筋を伸ばして座るのと同じく、手をこのような姿勢で保持し、腕をほんの少し身体から離しておくことで、緊張感と集中力を維持するために、十分な注意を払い続けやすくなるのです。体験を積んだ瞑想者は、しばしば手を膝の上に少し浮かした状態にしていることがあります。これもまた同じような理由によります。どの方法が自分に一番あっているのか、自分で判断しください。

息を吸って、吐く。1日2回行う

よろしい。これで瞑想への入門が許可されました。これから最後の二つのルールを加えて、この単元を一編の短い詩にまとめてみたいと思います。

背筋を伸ばしてまっすぐに座る。
壁に向かって視線は落とす。
手と手を重ね、肘は少し離す。
息を吸って、吐いて、1日2回行う。

「意識を呼吸に集中させる」というアドバイスには、もう少し説明を加える必要があります。もしそうしなければ、われわれは解決すべき別の問題をマインドに与えてしまうリスクがあるからです（「私は自分の呼吸に意識を集中させなくてはならない！　でも私はできてない！　いったいどうしたらいいの？」）。呼吸に意識を集中させることは、穏やかに自然に行うべきで、力強く元気いっぱいに行うものではありません。この章全体を通してのアドバイスはほとんど、レイモンド・リード・ハーディ(9)によって著された瞑想に関する小さな、しかし素晴らしい本から抜粋してきたものです。ハーディは、呼吸に意識を集中させることについて、じょうごに風船を納めるメタファーを用いて説明しています。あなたの注意がそれたとき、風船が風に吹かれて乱され、ふわふわと浮いているようなものです。あなたが目覚め、雑念から自由になったとき、ティーに乗せたゴルフボールのように、風船はまたじょうごの中に納まっていくことでしょう。しかし、もしあなたが力んで元気いっぱいに自分の注意を制御しようとすれば、それはまるでパタパタと回る扇風機を用いて、その風で風船を下方へ吹きつけてじょうごに納めようとするようなものでしょう。風船はたしかに下方へ流されるかもしれませんが、じょうごの外にバウンドして飛び出してしまうだけです。呼吸に集中することで注意を維持することはできますが、そこで別の問題を作り出してしまうと自滅することになります。

瞑想が人のマインドに及ぼす作用について気づき始めるには少し時間がかかります。少なくとも数週間はかかることでしょう。でもそれからは、徐々にではありますが、あなたは変化を目にすることができ、その変化は時間が経てば経つほど深まっていくでしょう。まずストレスが減ってくることでしょう。そして「今、この瞬間」を生きる能力が増してくることでしょう。そして、「気づいている自己」の感覚がよりリアルになってきて、これらのすべてが、あなたが「進んで〜する」能力、つまり人生が与えてくれるものに対して「イエス」と言い、さらには自分の価値の方向へと歩み続ける能力とどのように結びついているのかわかり始めるでしょう。この効果は、散らかっていたものがきれいに取り除かれたあなたの土地を、窓から眺めるようなものです。なぜか、下草さえそこにはもう生えてはいません。物事が、ただよりはっきりとしたように思われるのです。

あなたの期待や実際目にしている変化を、別の問題に発展させないようにするのがベストです。大したことが起こらなければ、それでよいのです。もしいろんなことが起こっても、それはそれでよいのです。どちらの場合においても、ただあなたのマインドにその意を感謝し、座ることのシンプルな目的に立ち帰るのです。1日2回、ほんの数分間瞑想するというアドバイスは、あなたが瞑想を続けるため、そしてあなたが謙虚であり続けるためにデザインされたものなのです。まずは5分から始めて、少なくとも数週間はあまり長く延長しないようにしましょう。瞑想は、決して新しい問題解決テクニックではありません。瞑想とは、ストレッチ体操やジョギングのようなエクササイズなのです。性急に長時間の瞑想に挑戦しようとするのは、あなたがこの課題に力みすぎているという確かなサインです。

何か新しいことを始める際はいつもそうであるように、瞑想によって、当初は新たな不安が頭をもたげてくることに気づくかもしれません。繰り返しになりますが、それでもよいのです。事実、不安がそこにあるときに実際にそれに気づき、進んで自分の不安を感じるようにすることが、あなたの価値を十分に生きることができるようになるための、一つの鍵なのです。実際に、次に述べることはなぜ不安を見つけ出すことが大切なのか考えるにあたっての手がかりになると思います。

不安を見つけ出す

　不安を体験するとき、ほとんどの人は不安を終わらせるか止めるかするために、考えつく限りのありとあらゆることをしようとします。読書をしたりテレビを見て気を紛らわせようとしたり、その不安を引き起こしている問題をとにかく解決しようとしたり、不安を去らせるような方法を見つけ出そうとしたりします。これまでこの本では、このように無視したり、考えないようにしたりする方法が有効でなかったり、それによって問題が惹起されたりするのはどうしてなのかについてお話ししてきました。

　これを少し手を変えてみると、不安を探し出そうとして実際に行動を起こすことの有益性について考えることになります。患者にこのアイデアを提示すると、患者は、われわれがついに正常な判断力を失ってしまったとでもいうような目つきで目を真ん丸くすることが何度もありました。しかしこの方法で不安について考える目的は、否定的な思考や感情から逃げるのではなく、むしろ、あなたの価値が指し示す方向に向かって進むことに焦点を当て続けることにあるのです。

下記に示すエクササイズは、まさにそうするためのチャンスとなります。ありとあらゆる思考や感情をもたらす行動に寄り添うこと、そうすることであなたはそれらの思考や感情に今までとは違った方法で反応することを練習し、自分の価値が指し示す方向へと進むことができるのです。

ウィリングネス・エクササイズ

すでにウィリングネスについて、「何かを進んですること」と、「何かをしたいと望むこと」との違いを明確にしました。一般には、この両者の違いはわれわれの患者にとって大きな意味を持ちます。患者は通常自分の生活における体験から、する必要はあることが常にする気が起きるわけではないこと、それでもとにかくより大きな目標を達成するためにそれを進んで行っていることを理解します。しかしながら「何かを進んですること」と「何かをしたいと望むこと」の違いは、不安を進んで体験する練習をするために不安を探しに出ることによって、生活の中でウィリングネスの考えを実際に実行することについて話す際に最も明確となります。

このエクササイズは、ヘイズ、ストローサル、ウィルソン(11)が報告した方法に大まかにしたがったものですが、ここでの目的は、あなたが自身の価値の方向へと進むプロセスを開始するにあたって、「ウィリングネス」と「したいと望むこと」との違いを明らかにする手助けとなる、やっておくべき「ちょっとした何か」を見つけることです。このエクササイズを行うためには、少し時間をとって、あなたの価値に関連しているけれども、あなたが心地良く感じる範囲からは少しはずれたところにある事柄で、あなたが自分自身のために設定できるちょっとしたゴールや行動がないかを考える必要があります。例えば、あなたは、自分の所属する社会・集団に貢献する人間であることに価値を置いているけれども、今までその機会や組織に恵まれなかった、もしくはそういった地方組織に連絡したり、組織の一員になったりするためのイベントや方法を見つける自信が持てなかったというのなら、このエクササイズは、そのステップを登るよい機会になるでしょう。

もしかしたら、あなたは生活の大部分は自分の価値に則した生き方をしているにもかかわらず、糖尿病に関連することで主に葛藤しているのかもしれません。もしそうなら、自分の糖尿病療養について考え、こうありたいと望んでいることとは一致しない領域がないかどうか探してみましょう。例えば、あなたは確実に薬を内服したりインスリンを打ったりしていますか？　それともときどき薬を忘れてしまって、それを補うための調整が必要になることはありませんか？　はたまた、内服薬や食事療法には十分に注意を払っているけれども、日常生活に運動療法を取り入れるために必死の努力をしていることはありませんか？　もしくは、自分の食行動が健康問題を引き起こしたり、年余にわたって過剰な体重増加や血糖上昇に寄与したりすることは知っていても、自分の生活習慣のどこから手をつけたらよいのかわからないということはありませんか？

こうした領域のすべて、それに加えてわれわれがあなたの価値に言及した第3章で話し合った領域のすべてが有望な対象となりえます。どのような領域であれ、ここでの目的は、あなたが自分自身の価値の方向に向かってとることができる、小さくても重要なステップにそって進むということです。でもそのステップは、あなたにとっては少し背伸びする必要のあるものでなくてはなりません。ここでの目的は、食事や飲酒、糖尿病を療養するのにはそぐわない行動をしたいという衝動や不安のような、普通なら回避しようとする思考や感情を体験する機会を、あなたに与えるということでもあるのだということを覚えておいてください。重要なのは、実際に遂行できる程度の小さなステップであると同時に、ウィリングネスの練習をすることができる思考や感情が惹起されるに十分な重みのあるステップを見つけることです。もし、あなたが食行動をコントロールできていないのなら、スタートラインはあなたが摂取しているすべての食事を徹底調査したり、1日あたりの摂取カロリーを500キロカロリーにまで削減したりするということではありません。というのは、あなたはおそらくそのような生活習慣の変更を維持し続けることはできないからです。同様に、毎晩夕食の後に6枚クッキーを食べるのをやめて、5枚に減らすと宣言するのも、意味のある生活習慣の改善とはいえないでしょう。というのは、これはたしかに正しい方向への改善といえるでしょうが、それによって、気づきの練習になるような不快な考えや感情、もしくは衝動が惹起されることはないからです。

ジェシカというある患者は、このウィリングネス・エクササイズのゴールを思いつくのにとても苦労していました。彼女は38歳で独身の肥満した女性で、1年前に糖尿病と診断されていましたがいまだに血糖コントロールが達成できていませんでした。われわれがジェシカと面談を始めたとき、血糖コントロールの問題は、彼女が必死に努力しているいろんな問題の中の一つにすぎないということに気づきました。彼女は体重のせいで非常に自意識過剰になっていて、誰かに出会う可能性のある社会的な状況に身をおくことを恐れていたので、今まで誰とも深い恋愛関係を結んだことがないのでした。数人の友人がおり、良い仕事にも就いていましたが、体重、そして恋人がいないことが常にストレスになっていて、自分のアパートにじっといて食べることが、自分のおかれた状況への主な対処法になっていることに気づきました。

われわれがウィリングネスの最初の行為を起こすよう伝えたとき、ジェシカは最初希望する55kgの減量への手始めとして7kg体重を減らそうと思うと話しました。われわれは彼女の最終的な体重削減目標より手近な目標を見つけようというアイデアを好ましく思いましたが、その一方で、7kg体重を減らすという目標からは、ジェシカが人生で何を変化させたいと望んでいるのかよくわかりませんでした。例えば、彼女が絶食したりチョコレートチップクッキーだけを食べたりして7kg体重を減らすつもりなのかどうかはわかりませんでした（必要なら、なぜこのアイデアが間違っているのか、第7章をお読みください）。また減量が彼女の価値にどのように関係しているのかということもわかりませんでした。この点について分析を深めようと話し合いを何度か持ってから、彼女の本当の価値が、自分の口にするものについて心配りのできる、健康的な人間になることであることがわかりました。彼女は体重を減らすことよりも、この価値にスポットを当てて生きることによって、恋愛関係を求めたり前向きに人生を歩き始めたりできるようになると感じていたのです。

この価値を念頭に置いて、ジェシカは自分のウィリングネスのゴールを、毎日少なくとも3皿分の野菜をとることに変更しました。このゴールは、彼女が長期間食べようと望むものではありませんでしたが、彼女の「健康的な食品を摂取する人間になる」という価値にはかなったゴールでした。そしてこれは達成可能な第一ステップであり、お気に入りのレストランでのランチで、ポテトフライにするか緑黄色野菜のサラダにするか選択しなければならないときに、心地良くない思考や感情に気づく良い機会を与えてくれるものでもあったのです。

ジェシカの場合のように、あなたの目標も、達成可能でかつあなたの価値にとって重要なゴールを見つけることにあります。加えてそのゴールは、あなたが試みる行動に対して通常はバリアとして作用する思考や感覚、もしくは衝動を感じさせる、もしくは体験させるものでなくてはなりません。この点について少し考えてみてください。そして、あなたが試そうと思うことを自分の糖尿病用ノートに書いてみてください。ここで、疎遠になってしまった人間関係で一歩を踏み出すときのように、1回きりの行動もあれば、生活に運動の習慣を取り入れることのようにずっと続けていかなくてはならない行動もあるということを頭に置いておいてください。これはあなたが設定したゴールにたどり着けない時期があるという意味ではありません。自分の価値が指し示す方向へと前進し続けるということです。

さて、自分の価値が指し示す方向へと進み続けるために、あなたが進んで体験する必要がある思考や感情、衝動にはどんなものがあるのか書き出してみましょう。

われわれの経験から、この新しい行動をより簡単に、より強固に開始し、継続させてくれるいくつかの提案があります。一つは、１回きりの作業を達成するまでのスケジュールと、毎日、毎週起こるだろう作業を習慣化するまでのスケジュールを自分で確実に決めておくことです。例えば、もしあなたが疎遠になっていた友人や家族と再び付き合うことをゴールに設定するなら、この日までに最初の連絡をとりたいという日時を、確実に設定しておくことです。生活に運動療法のような日常的な活動を取り入れることをゴールに設定するなら、まずは週に数日の運動から始めて、次いで毎日運動をするところまで進展させたいと考えるかもしれません。さらに、あなたの計画を親しい友人や家族に話しておき、それが習慣化するまでその新しい行動を続けられるよう援助してもらえないかどうか、確実に頼んでおきましょう（自分の計画について話し合う理由についての議論は、第13章を参照してください）。最後に、決してあきらめないこと！　何らかの新しい行動を始めるにあたっては、ほとんどの場合、達成するのが非常に困難に感じられる時期があったり、慣れ親しんだ行動が頭をもたげてきたりすることがあるものです。それはそれでよいのです。ただこの新しい計画にまつわるすべての思考や感情に気づき、ウィリングネスへの道に立ち戻ることを忘れないでください。

まとめ

否定的な思考や感情を「自ら進んで体験する」ことは、その思考や感情を体験したいと思うのとは違う。

「進んで～する」ためには、あなたのマインドからではなく、少し離れた位置から自分のマインドを観察することを学ぶ必要がある。

ウィリングネスには、その結果として自分の価値を十分に生きることができるように、恐れやつらさを感じるという段階を踏むことも含まれている。

パートⅢ

あなた独自の糖尿病治療計画

第7章 食事、素晴らしい食事

ああ、食事。食事は、糖尿病を管理するうえで最も厄介な側面であることは疑いようがありません。まるまる一冊糖尿病の食事について記載している本がたくさんあります。すべきこと、すべきでないこと、カロリーや炭水化物、脂肪含有量の計算法、それに、血糖値を過度に上昇させる食品を最小限におさえながら、実際に食べる食品から最大限のものを獲得する方策など。さまざまな理論や一時的な流行が紹介されては試されます。高炭水化物、低炭水化物、高脂肪、低脂肪、高たんぱく、低たんぱくの食生活など。こんなに大量の情報が手に入るのですから、われわれは、食事と糖尿病に関してあなたが学びうる事柄をあれこれお教えしようとは思いませんし、あなたにとってどれが最善の食事なのかということをお伝えしようとも思っていません。そうではなく、この章の目的は、食事と糖尿病について知られている事実を明らかにし、そしてその中で、あなたの身体にとっての最適な食事を見つけ出す方法を伝えることであり、結果として、あなたが糖尿病を管理するうえであなたの価値にそって生きることができるようになることです。言い換えれば、もしあなたが、糖尿病の自己管理を行える、健康を維持する人でいることに価値を置くのであれば、それがそれ自体に価値を置いているからであろうと、子どもが結婚したり孫が高校を卒業したりするのを見届けることができるようにするためであろうと、われわれは、あなたがそれを実行していくための個人個人の計画を立てるお手伝いしたいと思っています。その計画の中には、食事を管理するうえでの最も重要な側面に焦点を当てることも含まれています。

糖尿病の食事の基礎

糖尿病の食事を管理するうえで一番難しい点の一つが、今までの食事とあなたとの関係がどうであったにしても、また、たとえ食事によって体重増加や健康問題が起こったのだとしても、あなたは食べ続けなければならないという明らかな事実です。もしあなたが、例えば過度の飲酒や喫煙といった別の種類の問題を抱えているのなら、ほとんどの医師や医療従事者は、飲酒や喫煙を完全にやめるように、あるいは続けてもいいが量を減らすようにと勧めるでしょう。

しかし、食べることはやめられないのです。身体に悪い食品を摂取することで糖尿病や他の健康問題が進行してきたのだとしても、また、食習慣のせいで、推奨される以上に体重増加が引き起こされてきたにしても、食事は完全にやめることのできるものではありません。やめる代わりに、糖尿病の管理を行ううえで、新しい食習慣を学び、それを継続していく必要があるのです。新しい食習慣に向けて第一歩を踏み出すにあたって、まず、毎日食べているさまざまな種類の食品の役割を理解しなければなりません。

炭水化物の役割

炭水化物は多くの種類の食品に含まれているエネルギー源で、糖尿病で問題となる血糖値の上昇の多くに寄与しています。炭水化物には主に三つの種類があります。①デンプン（または複合糖質）、②砂糖、③食物繊維です。これらの身体における役割はそれぞれ違いますが、血糖となる際には、食物繊維を除いて概して同じ過程をたどります。どの糖質源であれ、単糖類まで分解されて小腸で血液中に吸収されます。血液中に糖が入ると、正常な状態ではインスリンが自動的に膵臓《すいぞう》で産生されます。インスリンは血液中に入ると細胞や筋組織の扉を開く「鍵《かぎ》」として作用し、細胞が機能するためのエネルギーを供給するために、分解された糖質エネルギーを細胞内に取り込ませるようにします。もしインスリンが作られなかったりこのシステムの中で十分に作用しなかったりする場合には、糖質エネルギーが血液中にとどまることになり、合併症を引き起こします（第11章参照）。下記では、炭水化物のそれぞれの種類について、詳しく説明します。

◆デンプン

「デンプン」とされる炭水化物は多くの食品の中に認められます。ジャガイモ、エンドウ、トウモロコシなどの野菜（イモ・根菜類を含む）、乾燥豆、レンズ豆、インゲン豆、ササゲなどの豆類、米、オート麦、大麦などの穀物、これらはすべてデンプンとみなされています。これらの食品は「全粒の穀物」つまり穀粒の全体が食品に含まれている精製されていないものと、「精製された穀物」、つまり多くの栄養素や食物繊維が取り除かれて、穀物のデンプン質の部分だけが残っているものの二つに分類することができます。全粒の食品の方がより栄養価が高い傾向にあることはいうまでもありません。しかし、全粒の食品とそうでないものを見分けるのはしばしば難しいので、もしどちらか見分けがつかないときには食品ラベルを見ることが重要です。全粒の食品では、原材料の最初に全粒粉、玄米、ライ麦粉、大麦、オート麦などと表示されています。

アメリカ糖尿病学会を含め多くの人々が、糖尿病患者にデンプンを多く含む食事を推奨しています。その理由として、これらの食品が脂質、飽和脂肪酸、コレステロールをほとんど含まないこと、そして、全粒の食品は多くの場合ビタミン、ミネラル、食物繊維を含有していることが挙げられます（食物繊維に関しては以下の記載を参照）。しかしながら炭水化物は、総じて糖尿病の食事の領域ではたいへんな議論の源となってきました。それというのも、炭水化物は、たんぱく質や脂質に比べて血糖値をより急速に上昇させるからです。一方で炭水化物は、健康な食生活や健康な心臓、そして体重を維持するために必要な多くの要素を含んでいます。

◆砂糖

砂糖は長らく糖尿病の人には天敵と考えられてきました。これは、糖尿病が、体内に過剰に糖がある病気だと考えられてきたためというのが大きな理由です。実際、砂糖をたくさん摂りすぎると糖尿病になるものと、長い間考えられてきました。今では、糖尿病が単に砂糖の摂りすぎから起こるのではないことがわかっていますが、糖のたくさん含まれている食品が耐糖能の問題を引き起こしうるかどうかという点は明確にはなっていません。われわれの身体は炭水化物をすべて糖類に分解します。ですから、血糖値に大きな違いを及ぼすのは、どのような摂取のされ方であれ炭水化物の総量です。しかし一方で、特に砂糖や精製された穀物を多く含むような食品は、他のものよりも血糖レベルに大きな影響を与えることも知られています（グリセミックインデックスに関する下記の議論を参照）。

砂糖が身体に及ぼす影響がどんなものであれ、近年、栄養士や医師は、糖尿病患者に食事から砂糖を除くように指導するのは、通常はあまり現実的でないと考えるようになってきています。砂糖を摂らないように指導されようとされまいと、人は砂糖を摂取してしまうものです。現在では糖尿病患者には、砂糖は特別な楽しみとして、つまり、控えめに、特別な機会に使用すべきもので、全体としては健康的な食事に付加して、イモやご飯のような、砂糖と同様の炭水化物の代わりに食することが推奨されることが多いのです。もちろん、健康のゴールが減量である場合には、砂糖のカロリーも常に考慮する必要があります。

糖類（二糖類、単糖類：なお、砂糖は二糖類）は食品の中にもともと入っている場合もあれば、甘くするために後から加えられていることもあります。牛乳や果物にはもともと糖類が含まれていますし、ケチャップからクッキーにいたるまでさまざまな食品に風味を良くするために糖類が加えられています。牛乳に入っている糖類は乳糖（二糖類）と呼ばれ、果物に含まれている糖類は果糖（単糖類）と呼ばれます。

◆砂糖の代用品

砂糖の代用品は、甘党の人が砂糖を使いすぎないようにしながら、甘いものへの欲求を満たすための手段と考えられています。現在ではたくさんの砂糖の代用品が市場に並び、砂糖なしで食品を甘くするのに使われていますが、その一方で、砂糖の代用品で甘みを加えられた食品にはしばしば、精製された炭水化物もまた高い濃度で含まれていることが多いことにも注意が必要です。したがって、糖類を摂取するときと同じような自制が必要です。例えば、糖分フリーのキャンディーは、健康に良いとか、どれだけでも食べてよいといったように混同してはいけません。というのも、これらのキャンディーには、普通のキャンディーと同じくらいの量の炭水化物が含まれているからです。コーヒーに使われるサッカリンやアスパルテームといった甘味料は、多くの場合多量の炭水化物を含んではいませんが、サッカリンは妊婦や授乳中の母親には推奨されませんし、アスパルテームはフェニルケトン尿症の患者では推奨されません。

◆食物繊維

食物繊維は、全粒の穀物、豆類、ナッツ、ある種の野菜や果物など植物性の食品に含まれる、食事における重要な要素です。食物繊維は、米国でも日本でも炭水化物の一種と考えられていますが、他の多くの国では別のカテゴリーの食品と考えられています。食物繊維は可溶性食物繊維と不溶性食物繊維に分類され、それぞれが体内で重要な機能を果たします。可溶性食物繊維は果物、豆類、野菜、種子類に含まれ、糖尿病の食事では非常に大事な役割を果たします。なぜなら、可溶性食物繊維は小腸でのブドウ糖の吸収を緩徐にするからです。

不溶性の食物繊維は、ぬか、全粒の穀物、ナッツなどに含まれています。この種の食物繊維は、消化管ホルモンに好影響を与えたり、体内から不要なものが取り除かれるのを助けて腸の良好な機能を保ったりするのに重要と考えられています。

これらの長所に加え、食物繊維は食後に満腹感を与えるので、体重や一食の量や間食を減らそうとしている人に有効です。このように食物繊維の効能は明らかです。しかしながら、食事の中で十分な食物繊維を摂ることは、糖尿病がある人にとってもない人にとっても、しばしば難しいことです。1日に推奨される食物繊維の量は米国では25g～35g（日本人の食事摂取基準では男性19g、女性17g以上、糖尿病患者では1日20～25gが推奨されます）ですが、多くの米国人の摂取量はこの半分以下です。

たんぱく質の役割

たんぱく質はアミノ酸から構成され、体内で燃料として用いられるエネルギー源であるとともに、身体の構成成分にもなります。食事の中で摂取するたんぱく質の多くは肉、卵、牛乳など動物由来のものですが、大豆など植物由来のものも増えてきています。動物由来のたんぱく質を摂取する際には、脂質が多く含まれる傾向があるため、その食品の脂質含有量を考慮する必要があります（脂質については次の項目を参照）。糖尿病患者は、たんぱく質由来のカロリーが全体の10％から30％の間に入るように摂取することを、多くの専門家は推奨しています（日本では標準体重1kgあたり1・0～1・2gを指示することが多い〔日本糖尿病学会編『科学的根拠に基づく糖尿病診療ガイドライン２０１０』、南江堂〕ですが、これは総カロリーのおおよそ20％程度です）。この数値は、食事の計画、たんぱく質の由来（植物性か動物性か）、脂質の含有量などによって幅がありますが、長い間、糖尿病患者は適度に少ない量のたんぱく質摂取にとどめておくことが推奨されてきました。

この摂取制限には二つの理由がありました。一つには、動物由来のたんぱく源には炭水化物よりも脂質が多く含まれる傾向があることから、たんぱく制限は、飽和脂肪酸とコレステロールの血中濃度が高くなることで悪化する心疾患やその他の健康問題の予防に重要であると考えられていたからです。おそらくこの考え方はこの種の合併症の発症を実際に抑制してきたと考えられますが、その間に大豆製品から作られた新しいたんぱく質製品が登場したことで、こういった問題はさらにいくらか減ってきています。

たんぱく摂取量を決めるうえでもう一つ、糖尿病患者が考慮すべき点は、たんぱく質の持つ腎臓に対する潜在的な悪影響です。たんぱく質が機能障害のある腎臓に悪影響を及ぼすことは、いくつかの研究で確かめられていますが、機能障害のない腎臓に悪影響があるのかどうか、また、低たんぱく食が高たんぱく食に比べて多少とも腎機能保護作用を有するのかどうかについては、未だ議論の余地があります。

脂質の役割

炭水化物と同じように脂質にも多くの種類があり、糖尿病の食事における脂質の役割の話をする際には、その種類を考慮する必要があります。糖尿病であってもなくても、食事における脂質の割合が30％を超えるべきではないということ、また心疾患の進展により強い影響のある種類の脂質に関してはできるだけ摂取量を少なくすべきであるということで、多くの専門家の意見が一致しています。

◆コレステロール

コレステロールはほとんどの人が一般的な意味で知っている脂質の一種です。体内にコレステロールが過剰にあると、冠動脈疾患や、脳卒中の進展の一因となるため（第11章を参照）、糖尿病患者などこれらの疾患の発症リスクのある人では、コレステロール摂取を制限することが推奨されています。一般的な摂取推奨量は1日300mg以下です。

◆飽和脂肪酸

飽和脂肪酸は一般に動物性食品に由来する脂質のタイプで、主に肉、チーズ、卵などがあります。この種の脂質は不飽和脂肪酸に比べ心疾患を進行させるという点から「悪い脂質」と考えられています。飽和脂肪酸は血液中のコレステロール値を上昇させ、それが心臓発作や脳卒中につながります（日本では飽和脂肪酸は摂取エネルギー量の7％以内におさめることが推奨されています〔日本糖尿病学会編『科学的根拠に基づく糖尿病診療ガイドライン2010』、南江堂〕）。

◆不飽和脂肪酸

飽和脂肪酸が動物由来であるのに対して、不飽和脂肪酸は植物由来です。オリーブオイルやマーガリンといった不飽和脂肪酸は、歴史的に飽和脂肪酸に比べ体に良いと考えられてきました。実際には不飽和脂肪酸は一価不飽和脂肪酸と多価不飽和脂肪酸という二群に分けられるため、不飽和脂肪酸について話をするときには、それら二つのグループに分けて話をしています。

「一価不飽和脂肪酸」は、最も健康的な選択肢であるとする考え方があります。なぜなら、飽和脂肪酸のようにコレステロール値を上昇させることがなく、そのため心血管病変を引き起こしにくいと考えられるからです。このタイプの脂質はキャノーラ油（菜種油）、オリーブオイル、ナッツ類、アボカドに含まれています。

「多価不飽和脂肪酸」もコレステロール値を上昇させません。しかし、この種の脂質はマヨネーズやマーガリンに含まれますが、ＨＤＬ、つまり善玉コレステロールの値を下げる傾向があり、このことは心臓の健康にも悪影響を及ぼします。しかしながら、一価不飽和脂肪酸はインスリン抵抗性を増悪させて、一部の人で糖尿病の発症につながる可能性がある一方で、多価不飽和脂肪酸はインスリン抵抗性に対して保護的に働くらしいこともあって、事態は複雑です[17]（日本では多価不飽和脂肪酸は摂取エネルギー量の10％以内におさめることが推奨されています〔日本糖尿病学会編『科学的根拠に基づく糖尿病診療ガイドライン２０１０』、南江堂〕）。

◆トランス脂肪酸

最後に、最近登場した近頃話題になっている脂質の一種が、「トランス脂肪酸」、もしくは略して「トランス脂肪」と呼ばれるものです。これらの脂質は元来、動物性食品にごく少量だけ含まれているものですが、現在最も一般的な形のトランス脂肪酸は、多価不飽和脂肪酸を取り出して加熱し、水素を結合させせることにより作り出されるものです。こうしてできたのが、1911年にもともと「ショートニング」として発売された、バターに代用するための油です。ショートニングの発売によって、食品製造者やファストフードレストランでは、バターが必要な料理を作る際により安価なこの代替品を使用できるようになりました。

トランス脂肪酸はどの点をとっても身体に有益とは考えられず、LDL（悪玉）コレステロールを上昇させると同時にHDL（善玉）コレステロールを低下させることから、心疾患の発症の一因となると考えられています。トランス脂肪酸はドーナツ、焼き菓子、マーガリンやファストフードといった、商用の食品に含まれています。

テスト、テスト、テスト

炭水化物、たんぱく質、脂質に対して身体がどのように反応するか知る唯一の確実な方法は、異なる種類の食品を食べた後に血糖値を調べることです。これを実行するには、食事をする直前とそれから1

時間半〜2時間後に血糖値を測り、二つの値を比較する必要があります。この二つ値の違いを知ることで、あなたが食べた食品によってどれだけ血糖値が上昇したかがわかるのです（日本では、血糖値の自己測定はインスリンの処方が行われているなどの場合のみ保険の適用があります。しかし、それ以外でも、個人での機器等の購入により可能です）。

糖尿病の食事療法の種類

ときにあたかもすべての糖尿病患者に向けてでもあるかのように、食事療法に関する新しい提言がなされます。古くは米国食品医薬品局（ＦＤＡ）によって推奨された、きまじめな食事プランから、新しくは、一、二のアイデアによる推奨に基づく流行の方法まで、提案される食事療法はさまざまです。どの方法であれ、糖尿病患者に勧められる食事療法という迷宮の道は必ずしも容易でないことは明らかなので、われわれは、糖尿病患者用の四つの主な食事プランについて短く概説することとします。

低脂肪、高炭水化物食

長年にわたって、糖尿病患者には低脂肪、高複合糖質の食事が標準的に推奨されてきました。低脂肪、高炭水化物の食事法は米国農務省の食品ピラミッドに組み込まれていて、アメリカ糖尿病学会が推奨す

糖尿病ピラミッド

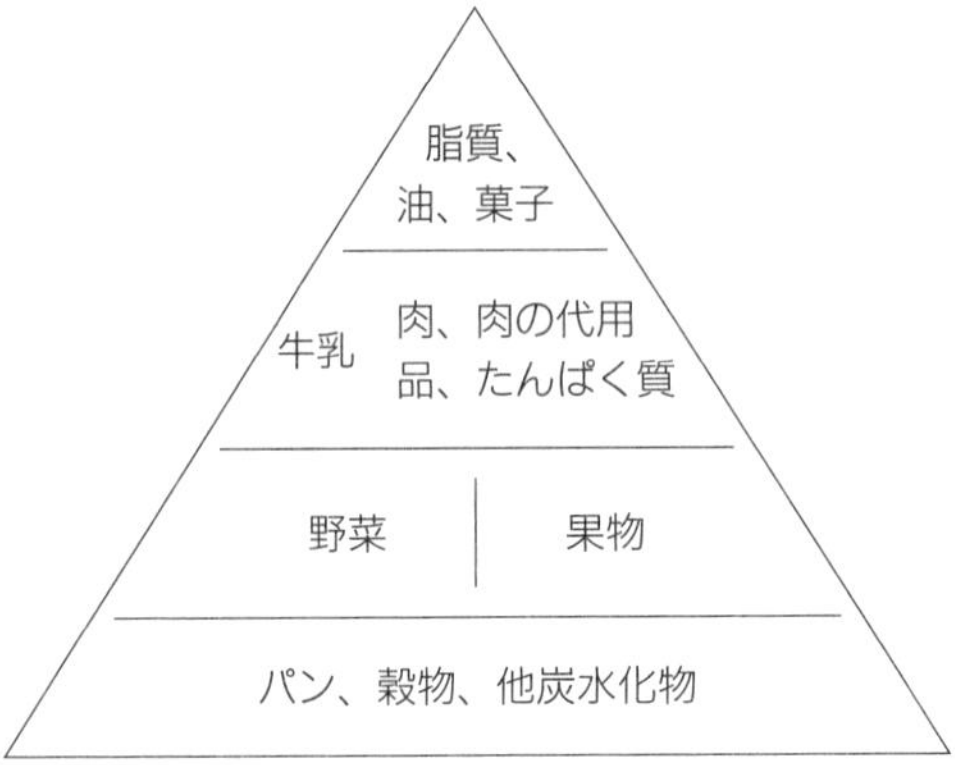

る糖尿病ピラミッドにも拡大利用されています（図参照）。このタイプの食事プランは基本的に、血糖値のレベルを長期間維持し、かつ心臓関連の合併症を予防するために、食物繊維と加工されていない炭水化物の役割に重点を置くものです。

初めて糖尿病と診断され、この食事プランを見ると、多くの人は、自分が血糖値が高すぎるという特徴を持った健康問題に直面しているとして、かつ、その血糖は体内で炭水化物から作られるというのに、なぜ炭水化物の摂取量を増やすように勧められるのか、不思議に感じます。実際に、低脂肪、高炭水化物の食事を順守すると、食後血糖が高くなることが示されています。この食事プランが勧められる理由は、むしろこの種の食事の予防効果に基づいています。まず、インスリン抵抗性を有する、つまり体内にあるインスリンを効率よく使えない状態にある人では、高炭水化物・低脂肪の食事を摂ることでインスリン抵抗性が改善され、それによって自分自身の身体から分泌されるインスリンを利用する能力が長期的にみて改善されると考えられています。

第二に、糖尿病がある人においてもない人においても、低脂肪食は心疾患のリスクを下げることが示されています。これは、すでに存在する糖尿病のために、心疾患になるリスクがより高い可能性のある糖尿病患者では特に重要です。

低炭水化物食

近年、低炭水化物食に注目が集まっています。低炭水化物の食事は、典型的には高たんぱく質・中等量の脂質の摂取を提唱するものですが、本質的には上述の低脂肪・高炭水化物食を裏返した食事療法です。カロリーに占める割合の大半（40〜70％程度で、食事プランによって異なります）がたんぱく質由来となります。残りのカロリーがどのように分配されるかは、その食事療法の目的によって変わってきます。減量も目的としている人の場合は炭水化物の占める割合を非常に低く設定し、一方、食後血糖値を低く保つために食事療法を利用している人の場合はより高めに設定します。

アメリカ農務省の食品ピラミッドからすると正反対の内容ということで、低炭水化物の食事療法は広く批判の的となりましたが、これらの食事の背景にある基本的な前提は、血糖値を管理するというゴールとは首尾一貫したものです。炭水化物の摂取量を制限することで、これらの食事療法が血糖値を全体的に低下させることに成功したという研究結果が示されており（例えば文献24）、とりわけ、糖尿病を良好に管理するために特に重要な要素である食後の血糖値を抑制できたことが示されています[26]。

低炭水化物、高たんぱく食に対してとりわけ大きく異議、反論が挙がった点は、この種の食事の心疾患の発症と増悪への作用についてです。これらの食事療法は、低脂肪・高炭水化物食に比べて脂質とコレステロールを多く含む傾向があるので、心疾患にかかりやすい、もしくはすでにかかっている人（糖尿病患者はしばしば心血管疾患の高リスク群と考えられます。第11章を参照のこと）は、脂質とコレステロールの少ない食事によって得られる利益の方が大きい、と通常は考えられています。しかしながら、低炭水化物、高たんぱく食プランによって得られる体重減少と血糖降下という利益が、これらの潜在的なリスクを超えて余りあると主張する人も多くいます（日本糖尿病学会は、炭水化物は指示エネルギー量の50％以上で60％を超えない範囲を推奨しています）。

低グリセミックインデックス食

もう一つ、近年注目が増している食事療法の一つに、低グリセミックインデックス食（低ＧＩ食）があります。低炭水化物、高たんぱく食と似ていますが、炭水化物の総量に注目するのではなく、異なる種類の食品が血糖値に及ぼす影響についての情報を利用して、血糖値を上昇させる傾向がより強い食品を減らすことに力点を置いています。

過去10年間に、科学者たちはさまざまな種類の食品に対する身体の反応を調べることで、人の血糖値に対してそれぞれの食品が及ぼす実際の影響を調べてきました。この調査は、一般に、集団にある特定の食品を食べてもらい、一定の時間が経過した後で集団すべての人の血糖値を測定し、その結果を、同じ集団に基準量のブドウ糖を摂取させて行った試験の結果と比較するという方法を要件とします。炭水化物が血糖値に及ぼす影響は押しなべて均一ではないという理解のもとで、単に炭水化物の総量ではなく、それぞれの食品が生身の人間の血糖値に及ぼす実際の影響をこうしたテストにより調べます。この検査を十分に大きい集団に対して行った後、得られた結果を平均化し、その値がそれぞれの食品についてのグリセミック値として示されます。そして、この情報を利用した食事療法では、低グリセミック値の食品をより多く摂取して、高グリセミック値の食品をより少なく摂取することを推奨します。

グリセミック値と血糖値との関係は議論するまでもありませんが、とはいえ、このアプローチに対する批判も依然あります。一つには、われわれが日常的に食する多くの食品でいまだ検査が行われておらず、したがってグリセミック値が定められていないということです。また、このアプローチでは、低グリセミック食であれば結果を考えずに大量に食べてよいという印象を一部の人々に与えてしまう可能性があるという点も指摘されています。この種の、食事に関する誤った安心感は往々にして誤った考え（これを「無脂肪クッキー症候群」と呼ぶことがあります）なのですが、それが食品のグリセミック値に依存したものであるときには特に大きな問題となる可能性があります。それというのも、食品はその亜型ごとに著しく異なったグリセミック値を呈する可能性があるからです。例えば、同じポテトでも種類が違えばグリセミック値に大きな差がある可能性がありますが、グリセミック値はポテト一般に対して算出されています。また、グリセミック値は検査を受けた集団での平均値にすぎないので、同じ食品であっても人が違えば血糖値の反応は大きく違う可能性もあるのです。

糖尿病食品交換法

糖尿病患者に広く推奨されている四つ目の食事プランは、糖尿病食品交換法、もしくは食品交換表ダイエットです。この種の食事プランでは、あらゆる種類の食品について少しずつなら食べてよいとし、その代わり全体としてのカロリー制限をかけ、高カロリーの食品を少量摂取するか低カロリーの食品をたくさん摂取するかのどちらかを求める構造となっています。例えば、1日1800キロカロリーの推奨量で食事をする必要があり、これを食品交換表に基づいた食事療法で行う場合、それぞれの食品における1サービング（1食分として食べる量）に当たるポーションサイズのリストと、それぞれのカテゴリー（肉、乳製品、でんぷん、野菜等）からのサービング数が示されます。したがって、食べたいものは何でも食べられますが、チョコレートケーキで摂取する1サービングはホウレンソウで摂取する1サービングと比べてとても分量が少なく、必要なカロリー摂取の指示量にしたがって、1日にきまったサービング数だけを摂取するということになります。

食品交換ダイエットは、日常生活の中で実際に順守するには複雑すぎると長い間批判されてきましたが、同じ原則に基づいたより新しい、より商業化されたバージョン（例えばWeight Watchers Pointsプログラム）は、近年とても人気が出てきています。糖尿病向けのバージョンでは約60％の炭水化物、10～20％のたんぱく質、30％未満の脂質が含まれる傾向にあります。しかしながら、この種の食事プランは自由度が非常に高いので、これらの数値はしばしば、実際に消費される量というよりはむしろ、目標値にすぎないことがあります（日本では炭水化物は指示エネルギー量の50％以上60％を超えない範囲とし、たんぱく質は標準体重1kgあたり1・0～1・2gを摂取、残りを脂質で摂取することを推奨しています。また脂質の総摂取量は総エネルギー量の25％以内とし、飽和脂肪酸と多価不飽和脂肪酸は、それぞれ、摂取エネルギー量の7％、10％以内におさめることが推奨されています〈日本糖尿病学会編『科学的根拠に基づく糖尿病診療ガイドライン2010』、南江堂〉）。

一人前（ポーションサイズ）について一言

あなたがどの糖尿病食事療法の考え方に従うにしても、あなたが食べている食べ物の量（サイズ）、また、その食事が糖尿病にどのような影響を及ぼすかについて常に考えることが重要です。欧米では、年とともに食習慣が劇的に変わりましたが、そのような食習慣が糖尿病にどれほど不幸な影響を及ぼしてきたことか、一人前の分量（ポーションサイズ）はその一例にすぎません。1日のうちに炭水化物、たんぱく質、脂質をどのように分配して食べるにしても、食品ラベルに記載されている一人前の分量に注意を払うこと、外食をする際には食事を数人で分けたり、食べ残して半量を家に持って帰ったりすることで、ポーションの分量を簡単に抑えることができます。分量を減らすことは、血糖値を全体に下げるのに役立つだけでなく、不必要な体重を減らすことにもつながり、そうすればあなたの身体が血糖値を良好に管理する能力も高まることが大いに期待されます。

体重についてはもう少し待って

糖尿病の発症の道筋からしても、2型糖尿病の人が、糖尿病であることが明らかになるずっと前から自分の体重の問題と必死に格闘していることは珍しいことではありません。その体重は、ときにあなたがそうなりたいと望む、もしくはそこまで減量する必要がある体重よりも5〜10ポンド（2・3kg〜4・5kg）太っているだけの場合もあれば、あるいはそのレベルよりは相当に太っているという場合もあります。どちらの場合にしても、多くの人にとって、体重過多であることは信じられないほど困難な体験であり、また、簡単には取り組めないものでもあります。

不必要な体重を減らし、維持することを難しくする多くの側面を、減量という行為は含んでいます。この本の焦点およびわれわれの持つバックグラウンドに鑑み、われわれはこの問題を難しくしている心理的な要素に焦点を当てていく予定です。また、もしあなたにとってのゴールが糖尿病をうまく管理し、体重にも目標を定めるという双方を目指すものであるとすれば、この本を通して今まであなたが学んできたことを、それらに応用する実際的な方法にも立ち帰ってこようと思います。

モチベーション

体重を減らしたいと考えている患者からいつも聞かれる、一つの鍵となる不満は、希望する体重まで減量するのに十分なモチベーションを持続するのは、ほとんど不可能に近いということです。モチベーション（やる気）とは何か、そしてモチベーションを日常生活の中でどのように用いているのかを少し考えてみることが役に立つかもしれません。われわれは、人が何か達成したいものを達成しようとしているとき、つまり、その人が自分の価値にそって生活しているときに感じているものを「モチベーション（やる気）」と定義しようと思います（第3章を参照）。何か目標を目指していて行動に一貫した変化をもたらしたいときに、モチベーションを上げる必要があると多くの人は考えます。しかし、そのように考えた場合、われわれはまったくモチベーションを感じていないのに、依然として目標や義務を達成しているということがしばしばあります。例えば、仕事や学校に行くために朝起きるとき、やる気が起きないという日はたくさんあるでしょうし、夕飯の支度や用事を片づけに行く気が起きないということもあるかもしれません。しかし、自分がしなければならないと感じる仕事があるときには、モチベーションの有無にかかわらず、多くの場合あなたは仕事を遂行することができます。

モチベーションについての別なとらえ方として、実際に活動をする前やしている最中にときとして感じるもの、という考え方があります。モチベーションとは、それが契機となって何かを達成できるようになるものというよりはむしろ、何かをやっているときに、ときおりまったく偶然にわき起こってくるものと考えるのです。モチベーションをこのように考えれば、特にモチベーションを感じていないときでも食習慣を改善できる方法を考えることはより簡単になります。言い方を変えれば、モチベーションはあったりなかったりするチェスのもう一つのコマにすぎないかもしれず、その有無にかかわらずチェスというゲームは進めることができるのです。

恥

体重過多であることと減量についてのもう一つの心理的な側面で、現在出ている食事療法の本であまり語られていないものとして、恥があります。「恥」は、減量の必要に反応して多くの人が体験する感情です。恥は、自分の体重に対するきまりの悪い気持ちと、減量を勧められる立場にいる自分自身を嫌だと思う気持ちが合わさった感情です。自分の体重を変えていこうという過程において、恥はとても重要な部分を占めます。なぜなら、それ（実際にあなたには間違ったところがある、もしくは欠点があること）を真実だと信じるか、それともそういった考えを避けようとするかの間で、強い衝動があるからです。自分に欠点があると信じようと、否認しようと、どちらの経過をたどっても、体重はより扱いにくい問題になってしまいます。もしわれわれが恥を真正面から信じるならば、われわれには何かしら欠点があるという考えを基本的に受け容れることになります（さて、あなたは欠点のある人から成功を期待できるでしょうか？）。恥を避けようとすれば、食事や運動をまったく気にしなくなることがしばしばあります。

キャンディスの例を取り上げてみましょう。キャンディスは、われわれのクリニックに来た患者で、主治医に健康のために減量を勧められたと言っていました。彼女は栄養士で、自分が満足できる、よくできた食事の計画を考えていましたが、何をしても体重は減るどころか増える一方でした。キャンディスの食事の内容と時間をつぶさに見る中で、われわれは彼女が自身の食事計画にしっかり従う傾向がある一方で、彼女が自分自身のことを「もろい」と感じたり「きまりが悪い」と感じたりするときには、より多く食事をとっていることがわかりました。なぜこのようなことが起こるのか、少し時間をかけて話し合っている際に、キャンディスは自分の容姿についてひどく恥じていること、そして恥じる気持ちが生じるといつもすぐに、その気持ちを消し去ってしまうためにできることは何でもしてしまうということがわかりました。彼女が言うには、その感情から気持ちをそらすための方法の一つが食事をより多くとることで、そうするといつも気分がよくなり、最終的に恥ずかしい気持ちを忘れることができるということでした。われわれに状況を話すうちに、キャンディスは、自分の話がドラッグやアルコール中毒患者の話とそっくりだということが信じられないと言いました。彼女は、気分をあるがままにしておくのではなく、気分を変えようとして、食事を利用していたのです。これに気づいたことで、われわれは彼女が自分の恥に気づく手伝いをすることができたのですが、これは、恥の感情をなくすことが必要だからではなく、彼女の「気づいている自己」の視点からでした。このことで、キャンディスは恥の気持ちが非常に強いときでも、（彼女の価値にそった行動としての）食事療法をしっかり実行することができるようになりました。

体重過多で減量の必要があるすべての人が、体重について強い恥を体験するわけではないことを心に留めておくことは重要です。また、われわれが恥について述べたのは、体重過多の人は恥を感じるべきだということや、体重過多は恥ずべきことであるということを意味しているのではありません。むしろ、われわれの患者の多くがこの感情と葛藤していることを訴えているから、そして、恥は他の考えや感情と同じであり、逃げ出す必要のない感情であることに気づくことが重要だからこそ、ここで話題に取り上げたのです。この本が提示している方法は、この問題に完璧に応用することができます。

必要を満たすこと

減量について述べておかなければならない最後の側面は、食べ物が潜在的に満たす可能性のある心理的な欲求と、食事に変化が起きた際にその欲求はどのように整理されるのか、ということです。上述のように、キャンディスにおいて満たすべき欲求は恥やきまりの悪さといった感情を紛らわすことでした。

他の人にとっての欲求は、長い一日や困難な交渉の後でストレスを和らげることかもしれないし、他に何もすることがないときに退屈を紛らわすことかもしれません。こってりした食事や甘い食べ物を食べることで、それらの食品に対して生じる衝動や渇望が減ると報告する人もいます。どの状況であれ、これらの食行動の背景にある目的は、衝動や渇望に気づいて前へ進むためのものではなく、考えや感情を消し去るためのものであるということを覚えておくことは重要です。「気づいている自己」のスキルを使ったり、自分の考えや感情をチェスボード上のコマのように思ったりすることが、これらの考えや感情への反応を長期的にみて改善させるのに役立つでしょう。しかし短期的には、このような状況に陥ったときに、特定の状況を乗り切るための便利な代替法を持っていることは重要です。

われわれが患者にこのことを話す方法の一つとして、考えや感情にただ気づいたり、マインドフルになったりすることは、筋肉を鍛えるようなものだと言うことがあります。つまり、使えば使うほど、どんどん強くなるということです。初め、筋肉がそこまで強くないときには、ストレスフルな日や何もすることがなくて退屈な日に何をするか、代替案を考えておくことはいいアイデアです。例えば、パートナーとの関係が悪くなったとき、普段あなたが最初にとっていた行動はアイスクリームに向かっていくことだったかもしれませんが、ストレスを感じているときにすぐにアイスクリームの誘惑と向き合わなくてもよいように、電話でおしゃべりしたり一緒に散歩したりできる友達をあらかじめ見つけておくことができるかもしれません。

血糖値と食事療法

食事療法について話すとき、食事は血糖に一番大きく影響するため、血糖値についての話も含めてしておくことはたいへん重要です。もしこの本をここまで読み進めてこられたのでしたら、低血糖の効果についてはおそらく既にご存じかとは思いますが、一度まとめておくと役に立つでしょう。

低血糖

低血糖とは、血液中に十分なブドウ糖が含まれていない状態と、その結果生じる問題のことです。糖尿病でない人でも、長い間食事をしなかったり、激しい運動などブドウ糖をすべて使い果たしてしまうようなことをしたりすると、ある種の低血糖に陥ることがあります。

糖尿病患者では、低血糖は血糖値を下げる作用のある出来事の結果として生じる急性の合併症です。多くは糖尿病の治療薬やインスリンを多く服用または注射しすぎた結果ですが、食事の量が少なすぎたり、運動しすぎたりしたときにも起こります。覚えておいていただきたいのは、2型糖尿病でも低血糖は必ずしも稀ではないのですが、糖尿病が、体内のブドウ糖が過剰になる状態であり、その余分なブドウ糖の結果として健康問題や合併症を起こすという観点からすれば、低血糖は特徴的な出来事です。それゆえに、血糖が低すぎることによる合併症が起こるということは、使用している内服薬やインスリンの量に比べてあなたの食事量が少ないということを通常は意味します。というのは、これらの薬は、糖尿病ではない人の血糖値レベルにまで、あなたの血糖値を下げようという働きをしているからです。

低血糖の症状は、冷汗、頻脈、動機、蒼白、不安やパニックの気持ちなど、ときとして不安発作のように感じられることもあります。また、脳に症状が集中するように感じられることもあり、頭痛、疲労感、混乱、視力の問題、集中力の低下といった問題を引き起こすこともあります。症状がさらに脳の機能に及んだ場合には、痙攣《けいれん》したり昏睡状態に陥ったりする可能性もあります。したがって、症状が出現したときには、血糖値がどうなっているのか正確に理解して、それにしたがって適切に対処することが重要です。

◆低血糖の治療

低血糖が起こったとき、より重篤な合併症が起こるのを予防するために素早く対応することが重要です。低血糖に対する基本的な対処法は、手軽にブドウ糖を供給してくれる食べ物や飲み物を摂取することです。薬局には、低血糖が起きたときのための携帯用のブドウ糖のタブレットが売られています。ブドウ糖タブレットを2～3粒、もしくはキャンデー2粒、または糖類入りのソーダやオレンジジュースを少量摂取すれば、たいていの場合血糖値を適切なレベルにまで上昇させてくれます（日本では5～10

gのブドウ糖またはブドウ糖を含む飲料水〔150〜200mL〕を摂取することが推奨されています〔日本糖尿病学会編『糖尿病治療ガイド2012–2013（血糖コントロール目標改訂版）』、文光堂〕。

症状がそれほど重篤でなければ、甘いものを摂取する前に血糖値を測定するとよいでしょう。そうすれば、自分の血糖値がどれくらいまで低下したら低血糖症状が出現するのかを知ることができます。しかし、非常に混乱していたり、症状が強かったりする場合は、血糖測定は行わずに、すぐに甘いものを摂取してください。そして、甘いものを摂取する前に血糖値を測定できたかどうかにかかわらず、甘いものを食べてから約20分後に血糖値を測定して、血糖値が正常範囲に戻っていることを確認してください。

高血糖

高血糖は基本的に低血糖の反対の事態です。これは血糖値が高すぎるときに身体にあらわれる症状です。ご存じの通り、血糖値が高すぎることは糖尿病では一般的な問題なので、高血糖は、おそらく大半の糖尿病患者にとって目新しい経験ではないでしょうし、それらの症状が出たことで初めて糖尿病であることを自覚された方もいるでしょう。とはいえ、これらの症状を見分けて、症状が起きた際に適切に対処できるようにしておくことはやはり重要なことです。

高血糖の症状には、眠気、口の乾燥、頻尿、疲労感、極度の喉の渇きなどがあります。これらの症状は低血糖の際に体験する症状とは同じものではありませんが、患者はしばしばこれらの症状を低血糖によるものと混同し、この低血糖と思しき出来事に対処するためにブドウ糖の錠剤を服用したり糖分の多いものを摂取したりすることがあります。本当の問題が血糖値が高すぎることである場合に、こうした行動が大問題を引き起こしうることは、驚くには当たりません。したがって、もし症状がそれほど重篤でないのならば、血糖を上昇させる行動を起こす前に血糖値を測定して、低血糖と高血糖を混同するのを防ぐのは常に良い考えです。

本章では、摂取するものを変えることによって、あなたが糖尿病をうまく管理したり合併症を予防したりできる助けとなるよう、さまざまな食事のトピックについて議論してきました。糖尿病のような健康の問題では、食事療法は治療のターゲットとして明らかに重要な分野ですが、変えるべき領域はそれだけではありません。次章では、生活の中に運動を取り入れる際の重要なポイントについても議論する予定です。運動療法に関する次章もまた、あなたが糖尿病をよりよく管理するための鍵を十分に理解する助けとなり、それによって、あなたが目標を設定して自分の価値に向かって前進することを考える際のロードマップは明瞭になります。

まとめ

われわれが摂取する食事は炭水化物、たんぱく質、脂質に分類されるが、これらはすべて血糖値と糖尿病合併症に影響を及ぼす。

糖尿病で推奨されている食事療法にはいくつかのものがあるが、どれがあなたに一番合っているのかは、あなたに特有の血糖値の目標とあなたが有する合併症のリスクによって決まる。

第8章 運動という、あなたの権利を行使する

運動のトピックについて触れるとき、われわれは患者によく次のような質問をします。「もし、心臓病や脳卒中のリスクを減らしてくれて、減量の助けになってくれて、減った体重を維持する助けになってくれる薬が使用できるなら、どうでしょうか？　そしてその薬が、あなたのなりたい外見に近づけるよう助けてくれるとしたら、どうでしょうか？　さらには、中性脂肪や悪玉コレステロールを減らし、善玉コレステロールを増やしてくれるとしたら、どうでしょうか？　同時に、血圧を下げ、ストレスを減らし、治療に必要なインスリンや糖尿病の内服薬を減らす助けをしてくれて、場合によっては血糖値を糖尿病のない人のレベルにまで下げてくれるかもしれません。あなたはその薬を飲みますか？」

この質問をするとほとんどすべての糖尿病患者は、そんな薬があればすぐにでも飲みたい、と言いま

した。そこでさらにこんな質問をします。「その薬を手に入れるには遠方まで旅をしないといけないとしたら、どうでしょうか？　しかも徒歩でしか行けないところで、週に何度も出かけて行ってその薬をもらわないといけないとします。それでもあなたはまだその薬を手に入れたいですか？」と。それでも、この神秘的な薬は糖尿病患者が体験している非常にたくさんの健康問題に効果がありそうなので、人は概して強い興味を示し続けることが多いのです。しかし、実は薬のことではなくて、運動のことをお話ししているのです、と伝えると、ほとんどの場合、気持ちが冷めてしまいます。

継続的な運動を目標とするとき、糖尿病患者にとってもそうでない人にとっても、なかなか乗り越えられないように思われる何かがあるようです。実際、このACTという治療アプローチについて医療従事者向けにワークショップやトレーニングをするときや、糖尿病がある人たちのグループやない人たちのグループに初めてお会いするときに、いつもわれわれは、推奨される量の運動を毎週行えている人がどれくらいいるのか質問するのですが、きまって、手を挙げる人は少ないのです。

糖尿病やその他の慢性疾患と診断されれば、健康に気を遣わずに過ごしていれば必然的にそれだけいっそう問題が深刻になるだけなので、日常的に規則正しい運動習慣を保てるようになるのではと考える人も実際多くいます。しかし、ここまでこの本を読んできた方にはおわかりのように、必ずしもそうとは限らないのです。実は、生命を脅かす可能性のある病気にかかると、人によっては、自分のかかっている糖尿病という病気が非常に強力であるかもしれないということを、自分自身に思い出させるようなことは一切しないようにしようという衝動が生じるために、定期的な運動がより採用されにくくなるのです。

運動と糖尿病

今あらましを述べたように、運動は一般に、糖尿病を管理したり糖尿病に関連する合併症が起こるのを防いだりするのに大いに役立ちます。複数の研究において、運動は血糖値のみならず、血圧や中性脂肪、善玉・悪玉コレステロールや血液の流れ、循環に関連する重要な因子にも良い効果があることが示されています。[25] そうした知見があるにもかかわらず、運動が糖尿病をよくするのではなくむしろ悪くするのではないかと心配する患者も多くいます。これから、糖尿病患者で運動に関連した潜在的なリスクを最小限に抑えながら、運動の恩恵を得るための方法についての話を展開していきます。

3種類の運動

身体活動を生活に取り入れたいと望む人にとって重要だと考えられている運動には、大きく分けて三つの種類があります。それは①有酸素運動、②筋力トレーニング、③活動量を増やすこと、です。身体活動量を増加させるこの3種類の運動に取り掛かる前に、日常的に行う運動を決めるときにあなたが承知しておく必要のある合併症やリスクについて、主治医とよく話し合っておくことが重要です。

有酸素運動

有酸素運動はある程度の時間、持続的に心拍数を上げるような運動のことをいいます。有酸素運動には、強度の高いウォーキング、ランニング、自転車こぎや階段昇り、水泳といった、汗をかくような身体活動の類が、どれもすべて当てはまります。現在糖尿病に罹患しているかどうかにかかわらず、最近推奨されているのは有酸素運動を少なくとも週に5日、毎日少なくとも30分実施することです[21]。これが心臓に関する健康問題のリスクを最小限に抑え、総合的に身体に最善の効果があるとされています。（日本では、週に3日以上、歩行運動では1回15～30分間、1日2回とされています〔日本糖尿病学会編『糖尿病治療ガイド2012−2013（血糖コントロール目標改訂版）』、文光堂〕）。

しかし、最近まったく運動していない人に対しても、週に5日、毎回30分以上の、できるだけ強度の強い運動を始めた方がよいと言っているわけではありません。そうではなく、もしあなたが最近ほとんどあるいはまったく運動をしていないのであれば、このゴールに向かって順を追って強度を上げていきましょう。加えて、最近の研究によると[19]、週に1日か2日でまとめて運動をするよりも、1日量は少なくても週全体にわたって有酸素運動をする方が、より良い効果があることがわかってきています。例えば、週に1時間しか運動できない場合、1日に1時間運動するよりも週3日に分けてそれぞれ20分の運動を行う方がよいのです。

有酸素運動は、心臓や血管に対して良い点がたくさんあり、また血圧を下げ、血流を増加させ、ストレスを軽減させる素晴らしい方法でもあります。しかしながら、糖尿病患者ではまた、有酸素運動にはある程度のリスクもあります。このリスク関しては以下で詳しく述べますが、有酸素運動を始める前にあなたの主治医とよく相談して、きちんと準備できていることを確認することが特に重要です。

筋力トレーニング

糖尿病患者にとって重要なもう一つの身体活動は筋力トレーニングです。これには、例えばウェイトやエクササイズバンド、もしくは食器棚に入っていた缶詰など、なんであれ、なんらかの抵抗を利用して筋力を鍛えることが含まれます。われわれが患者に筋力トレーニングについて説明すると、多くの場合、患者たちはボディビルダーやウェイトリフティングの競技者をまず想像して、たいてい「結構です」と答えます。しかし、われわれは筋肉を鍛え上げることを意図しているのではありません。そうではなくて、あなたの身体がもっと効果的にインスリンを使えるようになることがポイントであるのならば、それを達成するために、また、運動をしていないときにもカロリーをもっと消費できるようになるために、あなたの筋肉をより効率的に、より強くするようにトレーニングを行うということなのです。

筋力トレーニングは次のように作用します。身体は、例えば家の中で、強力な電化製品をたくさん使用していないときでも必要になる基礎電力のように、毎日摂取しているカロリーのうちの一定量を維持量として消費しています。このカロリー消費の基礎量は、身体の大きさや活動レベル（活動的な人か、中程度に活動的な人か、座っていることの多い生活を送っている人か）、身体そのものの個体レベルの体温維持機構や代謝によって決まってきます。あなたの現在の体格にさらに筋肉量が増すと、この筋肉は適切に働くためにもっと多くのエネルギーを必要とします。すると、すでに維持量として必要としている分に加えて、体温調節の設定を高くしたり、非常に高出力の電化製品を使用したりしているような状態になります。このように必要な出力が増えると、ただ寝ているときやソファーに座ってテレビを見ているときでさえ、より多くのエネルギーが消費されることになるのです。

他のどの種類の運動でも同じですが、糖尿病患者は筋力トレーニングを始める際にもいくぶん特別な注意が必要です。第一に、日常的に筋力トレーニングを始める前に、事前にしておくべき準備がないかを、主治医とよく相談しておくことは常に重要なことです。高血圧や血管の合併症、網膜の病変がある人は特別なケアをしておく必要があるかもしれません。

第二に、筋力トレーニングを日常的に始めたり実施したりする際にはどんな場合でも、誰かの助けを得ておくことは良い方法です。これは、人によっては、日々の運動としてのウェイトリフティングを手助けする訓練を十分に受けたことがあり、そして、糖尿病のせいで制約もありうることを理解してくれる個人トレーナーを雇うことになるでしょう。もしこの選択が経済的にあなたの手の届く範囲を超えていたり、この方法には興味がなくてジムに入っていたりするような場合には、一度主治医とあなたの身体の制約について話し合っておけば、それぞれの重量マシンについて、操作の仕方やそのマシンが重点的に鍛える筋肉群が何かについて、理解できるように、ジムのスタッフに実際に器具を操作して説明してくれるように、たびたびお願いすることもできます。または、友人や家族、同僚で、定期的にウェイトリフティングをしている人がいれば、その人に説明を求めてもよいでしょう。筋力トレーニングの初心者に喜んでコツを教えようとしてくれる人も多いのです。

もう一つの安全な筋力トレーニングの方法は、軽いおもりを使用して、おもりをゆっくりと上げることです。八つ数える間にゆっくり上げてから戻すということを、最後の2回から3回で筋肉に疲れを感じる程度に、十分に繰り返しリフティングをします。少し変に見えることが気にならなければ、この方法は日常生活にとても取り入れやすい、すてきな方法です。例えば、1ガロン（約4リットル）のミルク瓶を持ち上げながら1「曲げ」することは、ほとんど誰でも簡単にできます（重すぎる場合は4分の1ガロン〔約1リットル〕の瓶を使用してください）。お店で買い物をする際に、一方の手で買い物しながら、もう片手に1ガロンの牛乳瓶を持ってゆっくりと数回曲げ伸ばしするのは簡単なことです。軽い負荷であるにもかかわらず、たちまち自分の筋肉が疲れてしまうことに、あなたはショックを受けるかもしれません。それというのも、ゆっくりとした持久的な動きは、筋肉に休むゆとりを与えないからです。このアプローチは、軽いおもりを使うことにより腱や関節にかかる負担が小さく、けがの可能性も少なく、運動中も良い姿勢を保つことができるので、標準的な筋力トレーニングと比べてしばしばより安全です。負荷が軽いといっても、それだけの効果がないということではありません。いったん筋肉がある程度疲労すると、より多くの筋肉へ成長する生物学的なトリガー（引き金）が引かれます。そして、新しい筋肉が作られる次の一日の間、筋肉を休める必要があるだけです。筋力トレーニングをするのに、大きな、重いおもりは必要ないのです。

いったんこの可能性に気づくと、一日の多くの場面を筋力トレーニングに活用できます。列に並んでいるときにゆっくりと数回つま先立ちをすることができます。ゴミ捨てをするとき、小さなごみ袋を横にゆっくりと持ち上げることができます。食器洗いをしている間に、膝の屈伸を浅く非常にゆっくりと行うこともできます。筋肉が少し疲れる程度にまで、筋肉に負荷をかけながら、ゆっくりと安全に動かす賢い方法を見つけることは、結構楽しいかもしれません。そして、そのような運動の最後の2～3回で筋肉がほてった感じをわずかに感じることで、あなたが自分の価値に向かって前進する際にわきあがってくる少し不快な感情に気づくようになるので、マインドフルネスとアクセプタンスの練習をする良い機会になるでしょう。

いずれの方法にせよ、筋力トレーニングを日常的な運動の中に取り入れる際に重要なことは、どんな運動の場合もそうですが、ゆっくりと開始し、より困難な負荷量や繰り返しの回数を増やしていくことは順を追って行うべきであるということを覚えておくことが重要です。そうすれば、身体に扱いきれないほどの負担をかけたり、痛みを伴うケガがもとで日常的になった運動習慣がことによると元に戻ってしまったりするのを防げるでしょう。また、もしあなたのゴールがあなたの全体的な代謝を増加させ、身体のインスリン利用の効率を高めることであるならば、大きな筋肉により多くのカロリーを消費する身体の能力を最大化するために、下腿の筋肉や腹筋のような大きい筋肉をターゲットとすることが重要であることを記憶に留めておいてください。

活動量を増やす

運動療法に関して、触れておく必要のある身体活動のタイプの最後は、全体的な身体活動レベルを最大にするために、日常生活内での活動量を増加させるというアイデアです。それは毎日の、あるいは毎週のスケジュールに日常的な有酸素運動や筋力トレーニングを組み込むのとは少し異なります。ここでの目標は、スケジュールを積み増して時間をとることなしに、運動を計画に取り入れる恩恵を得るべく、日常の全体的な活動レベルを引き上げようというものです。

われわれが初めて患者に活動量を増やすことをお話しすると、患者たちの最初の反応はいつも「素晴らしい！　有酸素運動や筋力トレーニングの代わりにそちらをやります！」となります。残念ながらいつもそのようにうまくいくわけではありません。週に何回も、長時間にわたって心拍数を上げる運動をすることや、筋肉を鍛えることは重要で、日常生活の活動量を増やしても、いつもこのゴールを達成できるとは限りません。すなわち、追加した活動量が心拍数を上昇させたり、汗をかかせたり、身体の中の大きな筋肉群を鍛えるものでなければ、毎日の身体活動量が増加しても、それは日々の有酸素運動や筋肉トレーニングを補足しこそすれ、それらと交換可能なものではないのです。

では、われわれが「活動量を増加させる」と言ったのは、どのようなことを意図してのものでしょうか。実はとても単純なことなのです。文字通り、あなたの生活に身体活動を取り入れるために、毎日余分な歩数をかせぐことを課すことなのです。例えば、エレベーターではなく階段を使ったり、毎日一番離れた所に車を停めてオフィスまで歩いて行き来したり、土曜日には数ブロック離れたスーパーまで車ではなく歩いて行ったりといったことを試みることができます。このようなちょっとしたこと、おそらく他にも簡単にたくさんのことを思いつくでしょうが、それらが徐々に積み重なって全体的な身体活動量の増加につながり、そのことが血糖値を下げたり減量につながったりするのです。

一日の活動量を記録するうえで、ますます一般的になってきている方法の一つが歩数計をつけることで、これによって歩数を測ります。歩数計は心拍数や筋肉量の増加といったような、身体活動量の増加による効用を求めるのに必要なすべての情報を与えるわけではありませんが、その日一日、あなたがどれくらい活動的であったかの全体像を示してくれます。身体活動量を増加させたり、減量したりしたい人にとっての代表的なゴールは、1日に1万歩の歩数を歩くことです。これは簡単に到達できる数字ではなく、心拍数を上昇させることなく1日にそれだけの歩数をかせぐことは難しいので、このゴールを達成している場合にはたいていの場合、有酸素運動も取り入れられています。1日1万歩というゴールは、しばしばみなさんが目指すゴールではありますが、誰もが1万歩から始められるというものでもありません。活動レベルの引き上げによる利得を見る手始めとして、1日5千〜8千歩から開始するのも良い方法です。

活動量を増やすことを取り入れるとどのように良い結果につながるのかを示すいい例が、カールの場合です。カールは45歳の男性で、われわれのクリニックを受診する5年前に糖尿病と診断されていました。血糖値のコントロールが悪く、血糖値を下げるのに難渋していたため紹介されてきました。われわれが運動の効用について話したとき、カールは時間を無駄にすべきではないと思うとはっきり言いました。彼はけっして運動しようとしなかったし、われわれも、なんとしてでも彼が運動するように説得するというつもりもなかったのです。そうしたところ、われわれの同僚の一人が、カールと運動について話す代わりに活動量について話してはどうかと提案しました。われわれが活動量について話してみようとすると、カールはそのアイデアを話し合う段にはより率直な様子になったので、われわれは話を先へ進めたのでした。

われわれはカールに、運動のことを考えるのではなく、毎日の生活にほんの少し活動量を加えることを考えてみること、そしてその結果がどのようになるかを見てみるように話しました。カールはこれをやってみることに同意したので、彼に1カ月後にまたクリニックに来て、どのようであったかを話すように伝えました。1カ月後、彼の変わりようが信じられないほどでした。カールはまず、前回伝えた程度くらいまでは活動量を増やすことができていると話してくれました。駅まで自転車で行ったり、仕事中にエレベーターの代わりに階段を上り下りしたりするなどして、いまや1日にあわせて約45分の有酸素運動を達成しつつあることがわかりました。彼は、仕事の合間に休憩するとき、オフィスビルの階段を数階分余分に下りていくようにし始めたこと、そしてほんのわずかの努力で前回の面談の後に約5ポンド（2・27kg）も減量したのに気がついたことを話してくれました。加えてカールは、血糖値も目標値の範囲にまで終始下がっているようになり、近いうちに内服薬の減量について主治医と話し合いたいと考えている、とも言いました。しかし、われわれの目から見て一番良かったのは、この2度目の受診までに、カールが日常的に有酸素運動や筋力トレーニングを取り入れることについて話し合うことに興味を持ってくれていたことでした。ここ何年かで初めて、とっくにあきらめていた身体活動レベルを達成できたことで楽天的な気分になっていたのです。

カールの場合にわれわれが希望を抱いていられた理由は、カールが身体活動量のゴールを達成するよう手助けするためには、有酸素運動や筋肉トレーニングによって毎日心拍数を終始上昇させたり筋力を増強したりするだけでなく、彼自身にとってもやりやすくて楽しく、有用な方法で運動することが必要なのだということを、われわれが知っていたからです。このようにして、カールが興味を示さない選択

を聞くと、ハロルドの体重が相当増加し、血糖コントロールを良好に維持することに常に悪戦苦闘しているとしても、驚くには当たりません。

ハロルドが自分のことを話してくれたとき、われわれは最初行き詰まりを感じました。ハロルドがひどい痛みを感じているのは明らかでしたし、われわれが彼の痛みを信じていないとか、それほど重大にとらえていないとは思ってほしくなかったのです。と同時に、さみしくテレビを観て過ごすだけの、痛みに満ちた生活を送る以外にできることは何もない、という彼の意見にわれわれも同意してしまえば、彼が糖尿病とともに意義深い人生を歩むのを助けることにはなりません。そこで、われわれはまずハロルドとの最初の面談で、彼の立場に置かれることがどれほど抗し難く感じられるに違いないか、また、活気があり有意義な暮らしにするべくこれまでとは違った選択をすることが、彼の置かれている立場からはどれほど不可能に思われるかを、われわれも理解できていることを彼に知らせました。そして、彼が現在直面しているすべての制約があってもなお、そのような要素を暮らしに取り入れる方法を見つける、そんな問題解決人として働くためにこそ、われわれと彼とは契約を結んでいるのだということを伝えました。

われわれは、ハロルドの挙げた理由はまったくその通りであるけれども、それらはただの理由にすぎないということを強調しました。理由というものは、ものごとを実行するのかしないのか、その根拠を理解するのには役立つけれど、理由だけでは実際にはどんな行動も引き起こしません。例えば、ハロルドのケースでは、自分が運動しない理由は痛みが非常に強いことだと彼は信じていました。たしかにハロルドの痛みは強く、行えない運動がたくさんあることは事実です。しかし、痛みそのものが原因で運動ができないわけではないのです。彼の、痛みのせいで運動ができないのだという信念が、運動するのを妨げていたのです。われわれは彼に、痛みのせいで運動が不可能だと信じるのではなく、それは一つの考え方だと気づくことによってどう変わるのかを吟味してみるように促しました。するとハロルドは、すぐに、いくつかの運動、例えば水泳や椅子に座ったままでできる有酸素運動など、自分にもできる運動が複数あることを見出し、実際にそれらを楽しみました。新しい運動にトライするために痛みが変化する必要はありませんでした。痛みのせいで運動できないのだという信念こそが変わる必要があったのです。

「運動するには外は暑すぎる／寒すぎる／雨が降っている」

われわれがよく耳にする理由のもう一つは、夕食後に散歩したり昼休みにパワーウォーク（できるだけ大股で速く歩く方法）をしたりするには、外の気候がふさわしくないというものです。この理由は、ウォーキングがなんとか我慢できる唯一の運動法であると言う人たちがよく持ちだすもので、ウォーキングするのに天候が申し分なく良いときでなければ、彼らにとって運動はまったく不可能なものになってしまうのです。

このような信念を持っていた人の一例が、テッドでした。テッドは55歳の男性で、糖尿病からくる心血管疾患の合併症がありましたが、糖尿病と循環器の主治医はみな食事と運動療法でもっとしっかりと健康を管理するように勧めていました。われわれの最初の診察日に、テッドは運動としては唯一ウォーキングくらいしかやるつもりがないと話し、それからどんな環境下であっても雨の中を歩くつもりはないと言ってきました。もちろん、彼がこの宣言をしたのは雨季の初めで、われわれの住む地域ではあと数カ月は雨季が続くはずでした。

テッドがこういった理由を言ったとき、われわれは、雨の中では歩くつもりはないというテッドの意思表示が、０から１００までのスケールを用いるとどの程度信頼できるものなのかを尋ねてみました。するとテッドは、自身の考えと自分が雨の中では歩かないという点には自信があるので、１００だと言いました。そのうえでわれわれは、テッドがなぜわれわれのクリニックに来ることになったのかを訊いてみました。彼は、心臓の病気と糖尿病をより良く管理するうえで手助けをしてもらうためにこのクリニックへ寄こされたのだ、と答えました。

次にわれわれは、どうしてこのクリニックへ来ようという気になったのか尋ねてみました。テッドはこの質問には明らかに困惑した様子で、自分の健康状態を良くしたいからだと答えました。そこでわれわれは、自分の健康状態を改善するためなら、つらいことや、自分がやりたくないことをすることになっても、その課題に取り組めると思えるかを訊いてみました。彼はもちろん、つらいことやりたくないことであってもできると思うと答え、さらに、管理された良い健康状態を取り戻すには努力が必要なことはわかっていると答えました。次いでわれわれは、テッドがどうしてそうすることができると思うのか聞いてみました。するとまた、質問にとまどいながらも、自分は長生きがしたいからだと答えました。さらに、われわれはどうしてそう思うのかを聞いてみました。テッドにはとても特別な絆を持った孫たちがいて、孫たちの成長を見守り続けたいから長生きがしたいのだ、と彼は答えました。そこでわれわれはこう尋ねました。「もし、お孫さんたちの成長を見届けるために雨の中でも歩かなければならないとしたら、どうでしょうか？」。テッドは少し考えた後、傘を用意しないといけないな、と答えたのです。それからわれわれは改めて、雨の中で歩くつもりはないという意思が、0から100までのスケール上で、どの程度信頼できるものなのかを尋ねてみました。テッドは間を置くこともなく、「10くらいです」とすぐに答えたのです。

「以前毎日の運動を取り入れようとしたけれど、失敗してしまった」

われわれのクリニックに来る人の多くが、自分の健康と糖尿病に対処しようとしてうまくいかなかった経験を持っていますし、この本の読者の中にもたぶんそういう人がいることでしょう。多くの人があまりにたびたびそうした経験をするので、変化を維持することへの無力感を感じてしまいます。そして、この経験のある人は、もう一度トライして失敗することは繰り返せないという考えにとらわれていて、それが運動できないことの最大の理由の一つになっています。失望しており、挑戦するのをあきらめたり、物事をしばらくほったらかしにしておいたりする方がずっと簡単だと考えるのです。

このやり方はとても理にかなっています。自分自身を巻き込まずに、再挑戦もしないでいることは、実際、糖尿病や健康を十分に管理できないことへの落胆や失望、困惑や悲哀といった感情を感じなくてすむ非常に有効な手段です。このような負の感情をいつも抱かなくてもすむように、それらを十分に遠くに追いやったままにしておこうとすることについては、現実にはこの作戦は約98％で効果があるといえるでしょう（98％止まりなのは、われわれの体験上、どんなに頑張って負の感情を抑えても、いつも少しはすり抜けてしまうからです）。

しかし、この作戦の問題点は、あなた自身の価値やゴールに向かって人生を生きるのではなく、むしろ、考えや感情から遠ざかろうとしながら人生を生きることが求められるということです。それは交差点でのバス運転手のエクササイズを再現するようなもので、あなたは右折するか左折するかを選ばなくてはならないのです。右折すれば、自分自身の期待に添わないという理由で自分自身に失望したり落胆したりすることは、（ほぼ）なくなります。その唯一の代償は、人生を後ろ向きに生きなければならないということです。

交差点を左折すれば、あなたはあなたの人生を前向きに、自分の価値やゴールの方向に向かって進むことができます。この場合の代償は、何かに挑戦して成功しなかったときの不満や落胆といった、あなたが抱きたくない考えや感情を、ときとして持たなければならないだろうということです。患者が、運動できない理由はまた失敗を繰り返したくないからだ、と言うとき、彼らはこの交差点に立っていて、安全で容易だと感じられるために右折するのを選択しつつある、ということをわれわれに伝えているのです。再度言いますが、われわれが着目しようとする行動を彼らがとっているのには理由があるのだ、というのは彼らの信念にすぎません。もし理由がそこにあっても左に曲がるのを妨げないものであれば（左へ進むことが価値へと向かうことであるわけですから）、左へと、運動をする方向へと向かうことは、結局、時とともにより容易になっていくことでしょう。

運動を開始する

運動についての話を終える前に、運動を始めるにあたって踏むべきステップについてお話ししておくことは大切です。実際には、あなたの糖尿病が、定期的な運動習慣を差し控えなければならない状態ではないことを確認する際に、念頭に置いておく必要のある事項があるということです。

主治医と相談する

前述したように、どのようなものであれ定期的な運動を始める前に、最初にあなたが行わなければな

運動療法を禁止あるいは制限した方がよい場合

①糖尿病の代謝コントロールが極端に悪い場合（空腹時血糖値 250 mg/dL 以上、または尿ケトン体中等度以上陽性）
②増殖網膜症による新鮮な眼底出血がある場合（眼科医と相談する）
③腎不全の状態にある場合（血清クレアチニン、男性 2.5 mg/dL 以上、女性 2.0 mg/dL 以上）
④虚血性心疾患や心肺機能に障害のある場合（各専門医の意見を求める）
⑤骨・関節疾患がある場合（専門医の意見を求める）
⑥急性感染症
⑦糖尿病壊疽
⑧高度の糖尿病自律神経障害

日本糖尿病学会編『糖尿病治療ガイド 2012-2013（血糖コントロール目標改訂版）』，文光堂，2013，p.45

らないことは、現在罹患している、もしくは近い将来進行しそうなあらゆる合併症について主治医と話し合い、また、それによって選択可能な運動の種類に影響があるのかどうかを主治医に確認しておくことです。一般に、著しい高血圧や、眼の問題、血管の問題、そして神経障害があったりする人は、さらなる合併症や怪我のリスクを最小限に抑えるような種類の運動を選ぶ必要がありますし、重いものを持ち上げることは避けるべきでしょう（日本では上の表に示すように、運動療法を禁止、あるいは制限した方がよい場合を挙げて、注意を促しています〔日本糖尿病学会編『糖尿病治療ガイド２０１２―２０１３（血糖コントロール目標改訂版）』、文光堂〕）。加えて、現在、経口糖尿病薬の内服やインスリン注射を行っている場合には、それらの薬との関連で運動するのに最も良いタイミングはいつかということ、また、定期的な運動を行うようになった際には薬の量を変更しなくてはならないような兆候に留意する必要があるのかどうかについても、主治医と確実に相談しておく必要があるのです。

計画を立てる

糖尿病のない人と違って、日常的に運動を始める前に、いくつか準備しておかなければならないことがあります。あらかじめ計画を立てておくと、日常的な運動から潜在的なリスクを取り除くのに役立ちますし、進行がよりスムーズに、安全に、そしてより楽しくなります。

◆身元を示す

運動プログラムの準備をするにあたってあなたが最初にしておかなければならないことは、運動中に変事が起こったときに備えて、糖尿病患者であることを示すＩＤブレスレット（日本では糖尿病カード）をきちんと持っているようにすることです。これを事前に言うと、運動しようと考えている人を不快にさせることがあります。ある患者はわれわれにこう言いました。「もうやめてください。自分が運動で気絶したときに、周りの人がどうやって私だと認識するのかから話が始まるなんて、運動する気がなくなりました！」

たしかに、もし意識を失ったら何が起こるのかなどと考えることが、運動プログラムを開始する準備を始めるために、最も安心感を与えてくれる方法というわけではないのも事実ですが、運動している糖尿病患者が当然意識を失うものだ、ということでもないのです。ただ、われわれの誰もが運動中に事故に遭遇したり運動しすぎたりする可能性があることを言っているだけであって、もしそれがあなたの身に起こった場合、周りの人にあなたが糖尿病であることを知ってもらって、適切な対処法をはっきり決められるようにしておくことが重要なのです。

◆軽食や飲み物を持参する

糖尿病患者が運動するうえでもう一つ重要なことは、しっかりと水分補給を行って脱水を予防すること、そして低血糖になった場合に備えてブドウ糖や飴《あめ》など、すぐに炭水化物を摂取できる食品を手元に準備するのを忘れないことです。運動中には必要だと思えなくても、その必要を自覚したときには、ブドウ糖などを探すのに手遅れになっている可能性があるので、手元に置いておくことが重要です。加えて、糖尿病が身体に及ぼす影響を考えれば、適切に運動するには余分に水分を摂取しておくことが必要です。したがって、予備の水分を準備しておくことは、身体を運動に最良のコンディションに保つのに役立ちます。

◆食事をしておく

低血糖に備えてブドウ糖やその他の炭水化物製品を手元に準備しておくことは重要ですが、低血糖を防ぐもう一つの大切な要素は、運動に先立って十分な間をおいて何か食事をとっておくことです。これは、もしあなたが経口糖尿病薬やインスリンを使用しているのであれば、特に重要です。運動を始める1～2時間前に何かを食べておくのが理想的ですが、いつもそれができるとは限りません。食事後、運動までに1～2時間も待てない場合は、運動開始前に少量の軽食をとってみてください。一般的に、運動前に食事を抜かないようにすることが非常に重要です。

◆足の観察

さらに活動的になるための準備として最後の要素は、自分の足をしっかりケアしていることを確認する方法を確実に身につけておくことです。糖尿病では足の合併症は稀ではなく、わりあい小さな切り傷や擦り傷、怪我がもとで起こり、多くの糖尿病患者が抱えている循環障害があると普通のようには治らないということを記憶に留めておくことが重要です。足の小さな問題が大問題になるのを防ぐための方法は、マメや過剰な汗に起因する問題が発生するリスクを最小限に抑えるために、はき心地の良い綿の靴下を運動時にはくことや、日常的に運動する際には、終始、きちんと足に合った、快適な靴をはくことを覚えておくことです。加えて、運動を一区切り終えるごとに足をチェックして、どんな小さい問題でも、手遅れになる前に確実に把握できるようにすることを肝に銘じておいてください。

身体の反応を学ぶ

毎日の運動を始めるにあたって、糖尿病を管理するうえで注意すべき最も重要な事柄は、おそらく、運動に対するあなた個人の身体の反応、そして運動があなたの血糖値にどのような影響を及ぼすかという点です。すべての人間の身体は個々に異なり、たとえ同じ型の糖尿病で同じ内服治療をしている人であっても、運動に対して同じ反応をすることはないということは、何度述べても言いつくせません。

あなたの身体の反応を知るために、いくつかステップがあります。初めに、運動の直前と直後に血糖値を測定してみてください。そのときの運動量があなたの身体に及ぼした直接の影響を把握することができるでしょう。可能であれば、１～2時間後にも再度血糖値を測定してみてください。運動による血糖降下作用は長時間にわたって遷延する可能性があるからです（これは、低血糖を防ぐという意味でも記憶に留めておくべき重要事項です。ブドウ糖はすぐに片づけてしまわないようにしてください！）。

運動前の血糖値が１００㎎／dL未満だったら、低血糖を防ぐために少量の軽食をとってください。もし食後血糖値が３００㎎／dL以上、または食前血糖値が２５０㎎／dL以上だったら、激しい活動で血糖値がより上昇するリスクを避けるため、血糖値が２５０㎎／dL程度を下回るまで待って、運動を始めてください。

また、あなたの身体について学ぶという見地から、高血糖や低血糖になったときに自分の身体にどのような兆候が現れるのか確実に注意しておいてください。運動時には低血糖が起こる方が一般的ですが、運動開始時の血糖値が高すぎるときには高血糖も起こりうるのです。

低血糖と運動

運動中に低血糖の兆候を警戒する場合、心拍数の変化、発汗量の増加や身体の震え、不安感、空腹感、めまいなどに注意を払わなければなりません。これらのうちのいくつか（心拍数の変化や発汗）は運動時の正常な反応の一部でもあり、必ずしも問題があることを示すものではないので、運動中の症状が低血糖によるものであるのか鑑別するのが困難な場合があるのも明らかです。

低血糖か高血糖のいずれかの予兆が生じたとき、われわれがいつも患者に伝えているお題目は、「疑ったらチェックする」です。その症状が血糖値によるものなのか、運動による正常な反応の一部なのかを決定するためです。しかしながら、身体の震えやめまいを感じ始めたときは、低血糖による症状である場合に備えて、ブドウ糖または少量のジュースを摂取した方がよいでしょう。

高血糖と運動

毎日の運動を始めるときは、異常な喉の渇きや倦怠感、排尿回数の増加といった高血糖の症状を覚えておくことが重要です。それというのも、もし運動開始時に血糖値が高すぎると、ときとして、運動によって血糖値が一時的にスパイク状になることがあるからです。これも高血糖の原因となるものであり、低血糖の場合と同様に、いくつかの高血糖の症状は、疲れや喉の渇きといった運動時の反応とよく似ている場合があるのです。低血糖の場合と同じく、高血糖のときにも、その症状が、血糖値が高くなりすぎたことによるものなのか、運動によるものなのかを確認するために、血糖値を測定することが重要です。

まとめ

運動は、あなたが糖尿病をうまく管理したり、非常に危険な合併症の多くを防いだりするために行うことのできる、最も効果的な方法の一つである。日常的に運動を始める前に、必ず主治医と相談するようにし、リスクを最小限にするために必要な用心をすること。

第9章 糖尿病について話しましょう

糖尿病に対処するのにあなたは一人ではないということを理解してもらうお手伝いをするということがこの本のゴールの一つです。こんなふうに言われると、まるであなたが本当に一人ぼっちであるかのように感じられるかもしれません。特に、友人や家族、もしくは他の愛する人が、糖尿病の自己管理についてのいろんなことに理解を示さなかったり、あなたに話したりすることができないときはなおさらです。もしくは、少なくとももときどきは、友人たちがあなたにとって役に立つようには、あなたに話しかけられないことがあるでしょう。このような出来事があると、われわれは誰でも一人ぼっちのような気分になります。このような隔絶されたような感情に対処するための最も良い方法の一つは、（あなたもお気づきでしょうが）他の人たちとの接点を持つことです。接点を保つ方法はコミュニケーションを通じて行われます。われわれにとって、このことは他の人たちと「糖尿病について話す」ことを意味しています。

この章のゴールは、糖尿病に対して、アクセプトし、コミットし（価値に沿った行動を継続し）、そして対処することに直接関連しているいくつかの基本的なスキルについて語り、あなたに教授することにあります。この本の大部分は、実際あなたと、あなたがこの病気の上手な管理に向けてどのようにアプローチするかという点に焦点が当てられています。この個人的なプロセスは価値に沿った、健康的な生活を営むために、重要で基本的なものです。そして、まさに実際的な見地から、われわれにはみな、人生において語り合うべき他者がいるのです。その中には医師や看護師、友人、パートナー、配偶者、子ども、親類、教師などがいます。われわれは、あなたが自分の感情を経験し、かつあなたの価値の方向へと進むことができる手助けになるよう、自分の感情について語ることができ、できる限り最善の援助が得られるような方法で他者と話すスキルを、あなたが持てるようにしていきたいと思います。この議論を開始するには、なぜ話すことが重要なのかについて話すことから始めるのが最適でしょう。

コミュニケーションの重要性

そう、話すことは重要なのです、でもそれはなぜなのでしょう？　われわれのことをよく知ってくれている、われわれを本当に助けたいと思っている人たちは、なぜわれわれが実際必要としているものがわからないのでしょうか？　とてもよくわかってくれることもたびたびあります。実際われわれは頻繁に、他者がわれわれの要求を満たせるよう手助けをしてくれるものと信頼しますし、そんなときには直接依頼する必要はないのです。もしあなたがサラダを食べているときお腹をすかせた友人が「おいしそうだね！」と言ったら、あなたはおそらく、自分のサラダを「一口どう？」と友人に勧めるでしょう。実際、友人の分もサラダを注文しようかと申し出るかもしれません。もし友人が「私、悲しくて……」と言ったら、あなたは「どうかしたの？」と尋ねるでしょう。これこそが、われわれが必要とするときに互いに助け合う方法なのです。その方法はたいへん自然で、とても効果的なことがよくあります。

それでは、どうしてこのことをわざわざ話題に取り上げるのでしょうか？　その理由は、ときとして他者とコミュニケーションする過程が、こんなふうにはうまくいかないことがあるからです。実際、われわれがたった今挙げた実例で考えても、コミュニケーションは、たいへん複雑な社会的プロセスの「ルール」を、コミュニケーションする両者が理解している場合にのみ有効なのです。人々が、いわゆるこの「ルール」に従わなければ、事はだいなしになります。そうなってしまったら、われわれはもう一度自分の価値を見直す必要に迫られます。「この人間関係は、私にとって重要なものだろうか？」「ここで私の要求を満たすことが本当に重要だろうか？」。そうなると、コミュニケーションを理解し、改善することが解決の鍵となります。

不幸にして、われわれは常にコミュニケーションのルールを知っているわけではありません。そして、このルールがわれわれが知らないうちに変わったりすれば、状況はさらに微妙なものになります。また は、さらに悪いことには、どのように話し合い、コミュニケーションをとるかという現実的なルールが存在しない場合もあるのです。

一般的な黄金律である「汝《なんじ》の欲するところを他人にも施せ」は、良い方法です。それでも、多くの人は、誰かが自分に対してこのルールを破った例を思いつくでしょう。自分の方が他者に対してこのルールを破った例を思いつくことだってあるかもしれません。われわれは一般に、子どもに向かって「礼儀正しく、信頼に値する人間でなくてはならない」と教えます。そして、たしかにこれは良いルールなのですが、いつも守られるとは限りません。現実的には、緊急時など場合によっては、いつも礼儀正しくあれといったようなルールのいくつかを考慮しない方が最適な場合もあるのです。

さてそこで、コミュニケーションに関するこの章では何を話し合っていくのでしょうか？　コミュニケーションの最も重要な目的の一つは、あなたの要求を満たしつつ、他者の要求をも満たすということです。この中には、重要な情報のやりとりや、互いに助け合うこと、考えや感じたことを話し合うこと、そしてお互いの違いをあぶり出すことが含まれます。繰り返しになりますが、人生においてこういったことがあなたにどのように関係しているかは、あなたが人との結びつきや人間関係に置いている価値に依拠しています。この章では、人間関係に関するあなたの価値に合致した方法で生きるための、コミュニケーション・ツールを提供することに焦点を当てていきたいと思います。

スタイルと方略

あなたが言いたいことをどのように話すかということが、ときにあなたが話す内容と同じくらい重要です。この違いは「プロセス」と「コンテンツ」と呼ばれることもあります。コンテンツとは実際にあなたが話そうとしていることであり、あなたが伝えようとしている言葉の意味です。プロセスとはあなたがどのようにコミュニケーションしているかということです。つまり、あなたがコミュニケーションしている間に起こっていることです。プロセスを言い換えると、他者とコミュニケーションするわれわれの「スタイルや方略」ともいえるでしょう。つまりプロセスには、われわれがどのようにコミュニケーションを利用しているか、そしてわれわれが自分の欲求を満たすためにどのように行動しているかということが含まれているのです。

上述した例は、話し手の一人がとても特徴的なタイプの要求をしたときに、つまり誰かが「そのサラダおいしそうだね」と言ったので自分のサラダを一部分けたり、悲しい思いをしたと告白したので助けてあげたりすることでした。このように誰かの要求を満たしてあげるやり方は「受動的」もしくは「間接的」と呼ぶことができます。受動的もしくは間接的であることは、必ずしも悪いことではありませんし、少なくとも常に悪いことであるとはいえないでしょう。ときとしてわれわれは、受け身であることを積極性の低さや、意気地なしで頼りにならないといったような、否定的なことと同じに考える場合があります。実際には、われわれのコミュニケーションの多くに受動的もしくは間接的なコミュニケーションも含まれています。受動的・間接的コミュニケーションが、われわれの要求するものを満たしてくれるとき、そして他者が間接的に要求している物事を手に入れられるよう手助けすることができ、その人間関係が前向きなものと感じられるとき、そのときは間接的とか受動的なコミュニケーション・スタイルについての問題は存在しないこともよくあるのです。

間接的なコミュニケーションにおける問題点

予想できるかもしれませんが、ここでの問題は、間接的なコミュニケーションがわれわれの要求を満たすのにいつも効果的であるわけではないということです。間接的なコミュニケーションでは、話している相手に、われわれが何を求めているのか解釈したり推測したりことを求めることになりうるのです。決してすべての人が、この種の推測をするスキルに長《た》けているわけではありません。結局のところ、たいていの人は読心術ができるわけではないのです。さてそれでは、われわれがよく知っている、心から気にかけており良好な人間関係を保っている人には、われわれの気持ちを推し量ることができないのでしょうか？　答えは、もちろん「できる」です。ただし常にではありませんが。

われわれが必要としていることを人が推測することができないでいるケースの一つは、われわれがこれから何をしようとしているのかをその人が理解していないときです。われわれがどのような支援や手助けを必要としているのかにまったく思い至っていない場合に、その人たちから支援や手助けを得ようとするには、間接的なコミュニケーションは非常に非効率的です。このことは糖尿病患者のケースにおいて顕著です。

この本に記載されている内容には、あなたが初めて知ったこともあるでしょう。あなたは糖尿病と診断された患者です。この本の情報の中には、複雑で、理解しにくいものもいくつか含まれています。この本の内容は、必ずしも理解しやすいとはいえない方法で自己管理を行うにあたり、あなたとあなたの計画に直接関係してきます。糖尿病と診断されていない人が、この本に記載されている情報をすべて知っているということは、おそらくないでしょう。あなたを助けたいと思い、別のことでならあなたをたいへんうまくサポートし、助けてくれるかもしれません。しかし、この糖尿病に関する情報を、まったく知らないのかもしれないのです。

糖尿病を持つことによる違い

あなたがこれまでずっと、何かをほのめかしたり、今までに説明してきたようなまったく自然で間接的なやり方で、周囲の人からあなたの欲しているものや、必要としているものを得ることができていたのだとしたら、それはたいへん素晴らしいことです。しかし、糖尿病ではない人と、糖尿病についてコミュニケーションする必要があるとき、間接的なアプローチ法は役に立たないでしょう。相手はあなたが必要としているものや、診断を受けたことによってあなたの生活がどのように変化したのかを自動的に知ることはおそらくできないでしょうし、すぐにあなたの欲求を満たすこともできないでしょう。このように分断されていると、孤立して一人であるように感じられるでしょうし、より直接的な手段で人と接することに慣れていなかったり、不自然だったりする場合には、特にその傾向が強くなることでしょう。

例えば、あなたは今、砂糖や脂肪分、炭水化物を多く含む食品を摂取することが健康にたいへん危険であることを知っています。たとえその食品が、外見からははっきりわからなくても、知らないうちに血管や心臓、そして神経を障害する可能性があります。そう、あなたはそうした食品を回避することを知っています。しかし、周囲の人は、このことをすぐには理解できないかもしれません。この人たちは食事が大好きです。あなたも食事を好きでいることはできますが、あなたは交換したり、選択したり、代用品にしたりしなければなりません。もし誰かがあなたに、おいしそうな山盛りのチョコレートアイスを勧めてきたら、それは無神経というか、むしろいじわるとすら感じられます。「彼らはいったいどうして私にこんなことが言えるのだろう？」、あなたはそう自問するでしょう。われわれには、このことについて話をするための方法が必要なのです。それだけではなく、もしあなたがおいしそうなチョコレートアイスが食べたいと言った場合には、身近な人々にそういう行為がどうして好ましくないのかを知っていてもらう必要があります。あなたには、そんなとき人がどうすればあなたを支えられるのか、理解してもらうための方法が必要なのです。

もちろん、そこでおしまいではありません。われわれがこの本の中で繰り返しお話ししてきたように、あなたは糖尿病にまつわるとても自然で、とてもつらい感情をたくさん抱えています。恐れや怒り、恥、悲しみ、不安など、挙げればきりがないほどたくさんの感情があります。このような感情的な体験について効果的に語ることはたいへん重要なことです。そして多くの人にとって、このような感情について語ることは非常に難しいことでもあります。そして周囲の人がそれらの感情について耳を傾けることは、さらに難しいことなのです。後ほど、感情について語ることに話を戻しますが、まずは、より効果的に話したり、コミュニケーションをとったりするにはどうすればよいのかに焦点を当てていきます。

効果的なコミュニケーション

それでは、あなたがより効果的にコミュニケーションするにはどうすればよいのでしょうか？　この点において、あなたはわれわれの一歩先を行っていると確信しています。もし感情について間接的、もしくは受動的に話すことが必ずしも効果的ではない場合、それに代わる答えは、もうあなたは気づいていることと思いますが、他者とコミュニケーションするうえでより直接的になることかもしれません。これは「言うは易し、行うは難し」です。直接的なコミュニケーションがうまくなるには、練習が必要かもしれません。何度も練習することです。しかし、われわれはみんな、老いも若きも、どんなに体験を積んでいようと、どんなに若輩であろうと、新しいコミュニケーション技法を学ぶことができるということを覚えておきましょう。このスキルの習得は困難かもしれません。でもすべては、あなたが糖尿病を上手に管理するのを助けるという最も大切な理由のためなのです。

自己主張・入門編

効果的なコミュニケーションの一例に、率直に依頼するということがあります。これをときに「主張する（アサーティブになる）」といいます。さてここで、これは攻撃的になるということではないと、はっきりさせておく必要があります。攻撃的とは、他者の感情や欲求を考慮に入れないこと、そして他者があなたの行動によってどのような衝撃を受けたか考慮しないことで、無遠慮にただ自分の必要を満たそうとすることを意味します。

自己主張するとは、あなたが、自分の必要を満たそうとしていて、かつ他の人たちもそれぞれに欲求があることに気づいていることを意味します。生活に必要なものはたくさんあります。そして今、あなたが効果的に糖尿病を管理していくためには、健康的に長生きすることに関連した補助や支援など、さらに特殊なものが必要になってくるのです。あなたの要求をはっきり主張するための基本的な形式は以下のようなものです。

――――が起こったら、私は――――と感じ（考え）ます。
私は、あなたが――――と感じる（を必要とする）だろうことを、理解しています。
私は、そのかわりに――――となるようにしたいのです。
このことで、協力してもらえないでしょうか？

　これは非常に単純化されていますが、必要なことを主張するのに役立つという点では、驚くほど効果的です。あなたは、まさにこの声明文に、われわれがこの本を通じて奨励してきた特質、例えばアクセプトすること、マインドフルであること、そして価値に基づくことといったいくつかの特質が含まれていることに気づくかもしれません。まったくこの通りの言葉を使う必要はありませんが、もしそれが役立つなら、ためしに使ってみてください。空欄の部分は、あなたが他の人と交流するのに必要としたり望んだりすることを、何でもかまいませんから自分で埋めてください。覚えておいてほしいのですが、あなたが自分の欲求を満たす方法は本当にたくさんあります。直接的なコミュニケーションに関してですら、たくさんの違ったやり方を試すことができ、たくさんの違った言葉遣いをすることができ、そのうえで自分の要求を満たすことができます。このプロセスの本当のコツは、あなたにとって最善の方法とは何かを見つけ出すことにあるのです。

行動において自己主張的であること

この概念を理解するために、揚げ物や脂肪分の多い食品に本当に目がない親友と、週に一度会って昼食をともにするところを想像してみてください。問題は、その親友が名うての不健康食品を提供するレストランをいつも選ぶことです。おそらくあなたは、その選択について彼の気を悪くしたくはないでしょうし、自分の糖尿病について話したくもないでしょうから、何も言わないでしょう。もしくは、この本を読むまで、糖尿病に関するあらゆることについて考えるのをずっと避けてきたので、親友が選択したレストランにただついていくだけだったかもしれません。

さて今回また、超脂肪食ばかりを出すお店が集まっているコーナーにいて、健康的な生活を送るために糖尿病を管理するという、あなたの価値を生きるためにはどのようにしたらよいか、考えようとしています。あなたは不愉快で、ここにはいたくないと思っています。あなたは立ち往生しています。自己主張的で率直な要求はどのようにできるでしょうか？　これをやり遂げるには、いろいろな方法があるということを思い出してください。もし次のようにできるとしたら、どうですか？

「あの、どう言ったらいいかよくわからないのだけど、でも、君に知っていてほしいことがあるんだ。君がファストフード店を選ぶと、僕は本当に困ってしまって、身体に良い選択ができないように感じる。君がファストフードが大好きで、実際とてもおいしそうなのはわかっているよ。それに、君が僕を困らせようとは少しも考えてはいないこともわかっている。僕は、二人ともが一緒に昼食をとりに出かける楽しみを分かち合えるような店を選びたいと思っているんだけれど、それにはもう少し食事に選択の幅を持たせる必要があると思う。君も協力してもらえないかな？」

この文で、線を引いた部分は、基本的には先に挙げた例文の空白部分を埋めたものです。日常会話の調子に近づけるために、少し言葉遣いを変えていることに注目してください。それでも、基本的な公式に従うことはできました。かなり長く詳しい言い方になってはいますが、ここでのコミュニケーションは非常に明解です。相手を身構えさせないようにしながら、自分のおかれた立場を相手に理解してもらおうとしているのです。あなたは、相手が意図してこのようなことをしているわけではないことを知っていますが、実際は、その行為の意味を理解していなかったことを知って相手は嫌な気持ちになるかもしれません。そこであなたはまた、「協力してもらえないでしょうか？」と問いかけることによって相手の手助けを得ようとするのです。

システムを形作る

他の人たちは、あなたが率直な要求をしてくることに慣れていないかもしれません。このことは、あなたや家族のコミュニケーションのスタイルに基づいて発展してきた、あなた個人のシステムや家族内のシステムをかき乱す可能性があります。あなたは、自己主張するという点では驚くほどうまくやれているときですら、常にあなたの希望が満たされるわけではないという心の準備をしておく必要があります。加えて覚えておいていただきたいのですが、これはユーモアと一緒で、タイミングがすべてです。あなたの必要を満たすのによりふさわしい時や状況があるのです。違う方法で依頼してみたり、違う状況で試してみたりして、もっとうまくできないかやってみてください。

自己主張的な態度を控える

しかし、もしかしたらあなたは、自分は率直な話し方をするのに問題を抱えているとは思っていないかもしれません。もしかしたら、次のように考えて自分自身を忍び笑っているかもしれません。「ああ、人は私がもっと消極的で、ずけずけものを言わなければよいのにと望んでいるだろうな」。それでも、自分の欲求が必ずしも常に満たされているわけではないこと、言うことにいつも耳を傾けてもらっているとは感じていないこと、必要な支援を受けているわけではないことに気づいてもいます。さて、コミュニケーションは対向する2本の道だということを思い出してください。直接的すぎることの問題は、相手が相互関係の中で配慮されていないと感じかねないことにあります。黄金律（「汝の欲するところを…」）と、礼儀正しく尊敬できる態度でいることが、この話の軸です。たとえ常にそんなふうには感じられないとしても、会話の相手が何らかの欲求や感情を持っているということを忘れないということが、たいへん重要なのです。

糖尿病をうまく管理することに関連した頼みごとをするときは、要求（「あなたはこれをしなければならない」）、もしくは最後通牒（「これをしなさい、さもないと…」）が、たいていあなたの欲求を満たすのにそれほど効果をあげないということを覚えておく必要があります。ことに相手が、あなたがどうしてそのような要求をするのか理解していないときはそうです。相手に「そのチーズケーキをあっちにやってよ」と依頼したくなるのは、非常識なことではないにしても、相手はその理由がわからないかもしれません。前にも言いましたが、糖尿病はわれわれの文化圏では驚くほどよく見られる病気で、今なお増加傾向にありますが、とはいえまだまだ多くの人にとっては不可解な病気のままなのです。彼らはこう考えるかもしれません、「ケーキひと切れが何をするというのだろう？　どうしてそんなふうに言わなければならないのだろう？」。

われわれが効果的なコミュニケーションの中で行いたいのは、それがただのひと切れのケーキではなく、自分の価値を生きるために決定していく一連の決定事項の中の一つなのだということを人に理解してもらいやすくすることです。しかし、他の人たちは、このことをいつも理解しようとするわけではありません。われわれが、彼らの理解を手助けする必要があるのです。そうなると、前向きで、効果的かつ率直な（そして尊敬できる）主張の仕方を練習することがとても重要です。

行き詰まった感じ

あなたはこう言うかもしれません、「これはとても良い方法です。でも、そうする必要のあるときにはとても動揺してしまって、自分の欲求を主張することが本当にまったくできないのです。難しすぎます」。よくわかります。実際そうなのです。自分の欲求を主張するのは難しいのです。そして同時に、健康的な人生を送るために最善の選択をし続ける必要が、われわれにはあるのです。

感情について語りましょう

この本の鍵となる概念の一つが、あなたはつらい思考や感情を持っていられるということです。つらい思考も感情もわれわれの体験です。まったく圧倒されてしまうような思考や感情も持ち続けて、そして人生に向かって進むことができるのです。本章に即していえば、つらい思考や感情を持っていることができ、そのうえ人生でかかわる人々に対しあなたが必要とすることを、コミュニケーションすることができるのです。

他者にあなたの体験について話すとき、しばしば非常につらく感じられた感情そのもの、そして誰とも分かち合いたくない感情そのもの、それこそを他者に理解してもらうことが本当に重要なことなのです。他者と大切な感情についてコミュニケーションすることは本当に重要です。

感情について話すことは、非常に困難なことかもしれません。あなたはこう問いかけるかもしれません、「どこから話し始めたらいいのだろう？」「私の感じていることを言うのに一番良い方法は何だろう？」「もし自分が何を、どのように感じているのかすらわかっていなかったら、どうなるだろう？」。これらの問いかけはすべて、無理からぬものです。これらはまた、他者に自分の感情について話さないでいるための、実にすばらしい理由のように思われるかもしれません。しかし、ちょっと待ってください。そう簡単に窮地からは逃れられません。これらの問いは、あなたの感情について他者と話し合うことを回避する良い理由のように思われるかもしれませんが、現実にはそうではないのです。それらは恐ろしい考えかもしれませんが、しかしそれがあなたの必要を満たす邪魔をするものであってはなりません。

「どこから取り掛かったらよいのかわかりません」

簡単なことです。どこからでも始めてください。あなたが自分の感情について話す相手は、あなたと同じく少し混乱するかもしれません。でも、あなたは相手が理解できるように手助けすることができるのです。実際あなた方は、単純に話し始めることによって、こういった事柄すべてがわかるようにお互いに助け合うことができます。よく聞く言い方ですが、まずは始めることから始めるのです。あなたが自分の望むことを伝えようとし始める意味があると感じるところから始めましょう。もしそれどこかわからなくても、ともかく飛び込んでみましょう。

「私の感じていることを言い表す一番良い表現は何ですか？」

世の中には正しい感情も、間違った感情もありませんし、それらの感情について語るのに確かに正しい方法も間違った方法もありません。あなたが感じているその状態を誰か他の人のせいにするのではなく、自分の感情の所有権を握っていることといった、覚えておくとしばしば役に立つ確かなことはあります（このことは少し後でまた話題にします）。それでもなお、あなたの感じていることを言い表すただ一つの方法というものはないし、ましてやただ一つの最良の方法などはないのです。覚えておいてほしいのですが、あなたは他者が自分を援助し、理解してくれるようになる手伝いをしようとしているのです。息を吸って、これは挑戦的な取り組みなのだと自覚して、このプロセスにおいて助けてもらうために他者にそばにいてもらうこと、それがあなたの感情についてコミュニケーションし始めるための素晴らしい方法なのです。

「私は自分が何を感じているのかすらわからないでいる」

みんな同じことです（そういう人はとてもたくさんいます）。大多数の人が、自分が何を感じているかわからないことがあります。ただ何かを感じているだけなのです。それに名前をつけることは、非常に挑戦的なことですし、ときに不適切なようにも感じられるかもしれません。あなたが何かを感じているということ、そのことこそが心に留めておくべき最も重要なことなのです。あなたがそれに正確に名前を付けようが付けまいが、そんなことはまったく問題ではありません。

誰かから「どうかしたの？」と尋ねられたとき、その人の方を向いて「なんでもないわ」と言ったら、相手は返事がしにくくなります。あなたは間違ったメッセージを送ってしまってさえいるかもしれません。つまり、あなたはそれと知らずに「ほっといてください」と言ってしまっているのかもしれないのです。あなたが一人でいることを求めるのはまったくかまわないのですが、もっとわかりやすく頼めば、さらに効果的かもしれません（「ほっといてください」ではなく「ちょっと一人にしておいてください」と言ってもいいでしょう）。

一方、あなたが話したいのだけれどもどうしたらよいのかわからないとなると、また別の問題です。あなたが言える最善の言葉の一つは、「あの、自分がどう思っているのか自分でもよくわからないのだけれど、話したいことがあるのは確かなんです」という言葉です。相手は何を言うべきか必ずしも正確にわからないかもしれませんが、それでもあなたが話したがっているということはわかります。

あなたが今現在抱えている可能性のある、さまざまな感情について考えてみましょう。あなたは失望しているかもしれません。糖尿病に関する情報すべてについて考えるのはつらいことです。血糖自己測定をすることや、糖尿病患者であることにあきあきしているかもしれません。恐ろしい気持ちかもしれません（もし目が見えなくなったらどうしよう？）。怒っているかもしれません（どうしてこの私が糖尿病ごときでこんなにうじうじしなくてはならないのだ！）。悲しいかもしれません（糖尿病にかかったせいで希望がなくなった）。楽天的にもなるかもしれません（自分は自分できちんと管理できる）。さて、何がわかりましたか？　あなたは一ときにこれらすべての状態でいることができるのです。たくさんコミュニケーションすることがあるのです。

自分の感情や思考は自分のもの

自己主張することと、あなたの感情や思考について話すこと、その両方についてわれわれが強調しておきたいことの一つは、あなた自身の体験にはあなたが責任を負うこと、そしてあなたの感じたこと、考えたことを他人のせいにしないということです。しばしば次のように言う人がいます。

「君のせいで私は＿＿＿＿＿＿と感じる」（空白を埋めてみてください）

われわれにさまざまな反応を感じさせることを他者が言ったり、したりすることができるということは厳然たる事実ではありますが、一方、われわれの反応についてその人のせいにするのが効果的なことはほとんどありません。われわれ自身が自分の感情を感じているのです。われわれ自身が自分の思考を考えているのです。誰か他の人に、その人のせいでわれわれがある感じがした、あることを考えた、などと話したら、その人を身構えさせ、効果的もしくは生産的な議論がしにくくなります。そうではなく、何かが起こったときに、あなたがある気持ちを感じた、と言うことができるでしょう。この言い方なら、相手を身構えさせることなく、その人の行動が持つ影響を理解してもらうのに役立つでしょうし、それによって、より良い人間関係を持つことが可能となり、あなたは自分の欲求を満たすことができ、あなたの価値を生きることもできるのです。

他の人もみんな会話のテーブルにつかせる

糖尿病に罹患していない人たち（そして糖尿病に罹患している一部の人ですら）は、必ずしもあなたが経験しようとしていることを理解しているわけではないということを覚えておきましょう。でも、その人たちも理解できるのです！　そしてあなたは、あなたの感情を伝えることで、それを手助けすることができます。他の人は、あなたが食生活や運動習慣を改善しなければならないこと、そして血糖値を正常範囲内に維持するために行うべき、あらゆることを実行しなければならないことについて書かれた記事を読むことができます。しかし、それが彼らにとって現実にどんな意味があるというのでしょうか？　ほとんどの人は、このような情報を、複雑な車の修理に関する知識を読むのと同じように読んでいます。その記事はたいした重要性を持たず、読者の興味をそう長く引きとめることもできないでしょう。もし、あなたの糖尿病について聞いている幾人かの人が、それほど興味を持たなかったとしてもかまわないのです。というのも、その記事は直接彼らに関係しないからです。しかしあなたは、その記事をまったく違ったように読むでしょう。その記事は重要で、生命にかかわる、恐ろしいものです。失望であり、悲しみであり、楽天的でもあります。あなたが感じるあらゆることなのです。まったく自然なことです！

あなたの仕事は、あなたが何を感じ、何を必要としているのかを他の人に伝えることです。彼らは、今やあなたの人生の大部分を占めている事柄やその詳細について、完全に理解することは決してないかもしれません。しかし、彼らがあなたの感情を理解できるようになることは保証します。あなたの感情を理解してもらうことによって、糖尿病を管理していくうえであなたの味方になってもらいやすくなるのです。

自分の感情について話し合うのに、どんなタイミングや状況を選ぶかもまた重要です。決してすべての状況が、あなたが話している人からオープンな反応を得るのに適しているわけではありません。実際、混み合ったバスに乗っているとき、仕事の会議の合間、宗教上の礼拝の際やエレベーターに乗っているときなど、複数の状況がありますが、そういった場所ではあなたが本心を話すことがより困難になるかもしれませんし、相手にとっても返事をするのが難しいかもしれません。それももっともでしょう。話し合いをもっと簡単にしてくれる他の状況があるのです。それはあなたの会話の相手にもよりますし、あなた自身によっても異なってきます。

いつ、どこで話し合うべきかについて、熟慮が必要だという事実は、他者とあなたの感情について話し合うことからあなたを解放するものではありません。実際、話し合いが他者にあなたのつらさを理解してもらうのに実に役立つことに、あなたは気づくでしょう。このことは、糖尿病管理計画の中に他者からの支援を得ることも含める場合には、特に重要になります。

あなたの計画に立ち戻って「感情について話し合う」ことを関連づけてみる

コミュニケーションについてこれほど長い時間をかけてお話しするのはすべて、われわれがあなたに、糖尿病をうまく管理するための計画をより効果的に作成するうえで、他者からの支援も項目に入れてほしいと思っているからです。糖尿病を管理するという作業はそもそもたいへんな困難だというのに、人生で他者の手助けがなかったら、それをまったく一人で実行しなければならなくなり、もっと困難なものになります。

あなたにとっての価値と、あなたの愛する人のことを思い出す

この本が大きく焦点を当てていることは、あなたにとっての価値が何なのか、そしてその価値は糖尿病の管理することとやそれにまつわる感情とどのように関連しているのかを、あなたが定義する手助けをすることにあります。あなたは、自分が人生に何を求めているのかを知っています。そして、もしまだあなたがこの本を読み続けているのだとしたら、あなたは、健康的に長生きするために自分の糖尿病をうまく管理することに価値を置いているのです。

あなたの人生において重要な人々、主治医や看護師、健康管理に関係する人、家族や友人、同僚など、それらの人たちもまた、あなたが健康的に長生きしてくれるよう望んでいます。けれども覚えておいていただきたいのですが、周りの人は必ずしも、あなたを支援する最良の方法を理解しているわけではないのです。あなたの感情や思考、そして価値について話すことや、わかりやすく頼んでみることはこの点で本当に役に立ちます。

自分の感情を抱きつつ、その感情に向き合うなかで、あなたは自分がどう感じているのか、何を必要としているのか、何に気を配っているのか、そして周囲の人があなたを手助けするにはどうすればよいのかを、他者にも知ってもらうことができます。友人や家族に関しては、糖尿病関連事項全体、まさにそのことについて教育してさえいかなければならないかもしれません（これに関しては後でもう少しお話しします）。あなたが何を必要としているのか、このことがあなたをどのような気持ちにさせるのかについて話すことは、周囲の人が糖尿病や糖尿病の自己管理におけるあなたの方略を理解するのに実に有効となるでしょうし、話し合うことによって彼らの支援をこのプロセスに組み込むことができるようになるのです。もちろん、あなたは一人でも進むことはできますし、これらを全部自分自身の手で実行しようとすることもできます。しかし、一人で行く道は非常につらいと気づくことになるかもしれません。さらに悪いことには、あなたの身近にいる人たちが、あなたの人生のこの重要な部分から遠ざけられていると感じるかもしれません。あなたは、周りの人たちが本当に、あなたを支援し、あなたの傍にいようとしてくれていることに気づいているかもしれません。しかし、繰り返しになりますが、彼らはやり方を正確には知らないかもしれません。つまりそこが、あなたが自分の価値を生きるときに、これまでに説明してきたスキルを携えて入っていくところなのです。

他者のために余裕を用意しておくのを忘れずに

さて、ここからが核心です。あらゆる困難をあなたは抱えていて、それでもあなたは一人ではまったくありません。でも、他の人も同じ困難を抱えているのです。ちょうどあなたがそうであるように、他の人たちも自分の感じていることを話し合うのを回避したいと思っています。彼らは、あなたが「どうしたの？」と尋ねても、わけを話したくないのです。彼らは本当にあなたの糖尿病について不安を感じているので、そのためにかえって奇妙な行動をとってしまいます。

この本では、われわれが気にかけている人たちが、われわれが糖尿病を管理するのを手伝おうとしてやってしまう間の抜けたことを全部リストアップできるほどの余裕はありません。この本を読んでいる人には誰でも、糖尿病とともに生き糖尿病を管理しているあなたと向き合うとき、何か変なことをしてしまったことのある特別な知り合いがこれまでの人生にはいたと思います。誰でもそうです。ここには、あなたが糖尿病を管理するための努力をする中で、すでに直面したことがあるかもしれない、他者の反応を少し挙げてみました。

完全に回避する人

これは、あなたが自分の糖尿病について話したり、少しだけ教えてあげようとしたり、自分の気持ちを分かち合おうとさえしたときに、そのどれも受け容れようとしない人たちです。もちろんそういう人と付き合うのは骨が折れます。もしかしたら熱心に「君、元気じゃない！」とか、「そんなことないさ、すごく調子よさそうだよ！」とか、「僕はそんな医者の言うことなんて、絶対信じないよ」とさえ言われるかもしれません。この本を読んでいることについて、何度か奇妙な顔をされることだってあるかもしれません。「どうして君、こんな糖尿病に関するつまらない本にそんなに長い時間をかけなくてはいけないの？」「しばらくやめて、ちょっと休憩しようよ」などと言ってくるでしょう。こういった人たちはあまりサポーティブとはいえませんね。

妄想にのみこまれる人

いろいろな点で、このタイプの人たちは先ほどの「完全に回避する人」とは対極にあります。あなたの糖尿病に関する感情や情報は、この人たちにとってはまさに圧倒されるものなのです。彼らは、自分自身の自然な感情を感じるのですが、その感情を彼らは非常に強く、はっきりと感じるのです。このタイプの人たちにとって、彼ら自身の感情を誰かと共有するのはよいことですが、そのやり方は、あなたが彼らをなだめ、落ち着かせようとすることになり、実際にはあなたの責任を増していきます。もしあなたが、自分の時間のすべてを他者をなだめることに費やしていたら、あなたの欲求を満たすこともまた困難になってしまうかもしれません。実際、そういったタイプの人たちとは、自分の糖尿病について少しも分かち合っていない自分に気づかされるでしょう。こういった人たちと一緒にいて問題となるのは、そういうときです。

威張ったボス

これは命令を大声で怒鳴ったり、あなたがすべきこと、食べるべき物、運動する時期を命令したり、さもなくば、あなたの人生をコントロールしたり完全にアレンジしたりを自分がしようとする人たちです。ただのボスではなく、今までに出会ったことのないくらい威張ったボスになるのです。こういった人たちに横から口を挟むことはできませんし、仮に口を挟むことができたとしても、彼らは依然として「最良のこと」を知っているのです。これもちょっと厄介です。

子ども扱いする人

最後のタイプの人たちには、上述したタイプのうち、いくつかが組み合わさった姿が見いだされることでしょう。彼らはあなたのことを心配してくれていて、そのこと自体は良いことです。しかし、態度で示されるそのやり方には、ただ単にいらいらさせられます。突然、あなたは小さな赤ん坊に逆戻りして、お世話されることが必要になります。さて、これは心地良いことのようですが、そこから浮かんでくるやり方は「威張ったボス」と同類のものであり、あなたはもはや自分が何をし、どのようにするのかを選択する権利はないのです。彼らが、最良のことを知っているのです。つまりこの状況では、あなたは最良のことを知らないのです。何が問題か、わかりますね。

他者の反応のための余裕を用意しておく

これらのタイプすべてに共通していえることは、この人たちは役に立たない方法であなたとコミュニケーションしているということです。このようなやり方で反応されても、糖尿病をうまく管理する手助けにはなりませんし、むしろあなたから彼らを遠ざけてしまうかもしれません。この事実には非常に不満を感じるかもしれませんが、この人たちは自分の知っていることや、自分がこれまでずっと人生から教えられてきたことを伝えて、自分のできる最善を尽くしているのだということを心に留めておくべきです。たとえ彼らが最善を尽くしているとしても、あなたは、彼らとの人間関係においてあなたが必要としていることを伝え、彼らがもう少しうまく出来るように手助けすることができるのです。

さらには、実のところ、彼らはあなたを恐れているのです。ただ、その気持ちをどうやって示しているのかということです。これは、感情をコミュニケーションする彼らの方法なのです。あなたは、彼らに理解できるかもしれないし、できないかもしれない病気にかかっています。一般的には、あなたが病気を乗り越えていくことができるたいへんな統制力を持っているということを、たとえあなたは知っているとしても、彼らは知りません。彼らは、あなたにこのような事態がふりかかったことに怒っています。彼らは、自分もまた変化しなければならないかもしれないということにいらだっているのです。あなたの健康が彼らの管理外にあるということにいらいらしているのかもしれません（たとえ、彼らがあなたの健康を管理下に置いたことはないとしても）。彼らは混乱しています。あなたにも思いつくようなさまざまな感情や思考が浮かんできます。彼らが、これらすべての感情や思考を抱く原因は、あなたのことを気にかけていて、あなたの健康に配慮しているからなのです。たとえ、彼らの行動からはそのように思えなかったとしても。

あなたが、自分の感情をどのように話せばよいのか確信を持てないでいたときと同じように、彼らもまた、自分の感情にどのように反応してよいかわからないでいます。あなたは今、他者とコミュニケーションするための、いくつかの裏技や方略、スタイルを学んでいるところです。しかし、相手はいまだそれを身につけてはいません。

それにしても、このような反応はそれら重要な人たちとの意見の対立を生みかねません。でも、心配しないでください。意見の衝突は、あなたが現在のコミュニケーションのパターンにしがみつくことに、一時的に足をとられていることを示しているにすぎません。このような相互関係のパターンを打ち破る方法はたくさんあるのです。

意見の衝突を効果的に解決する方法

われわれがコミュニケーションに関して提案できる、最良のヒントの一つは、他者から支援や援助を得ようとするには、その問題をグループ全体の問題にしてしまうことが、たいてい最も簡単だということです。「ちょっと手伝ってくれない？」もしくは、「私たちでこの問題に取り組めないかしら？」という言い方は、「こうすればいいのよ。さあ！」と言うのとはずいぶん違います。覚えておいてほしいのですが、もし相手が間違ったことをしていてその人がそれをまったく自覚していなかったとしても、あなたはその人に「間違ったことをしている」と思わせようとしているわけではないということです。相手がやろうとしていることが何であれ、あまり役に立っていないということ、しかしあなた方二人はそれとは違った方法で完全に事を運べるということを、相手にも理解してもらう手伝いをすることができます。そう、一緒に。

上述した反応をする四つのタイプの人たちはみな、あなたを気遣っているという共通した要素を持っています。この人たちは、あなたの手助けがしたいと思い、あなたのそばに寄り添っていたいと思っているのです。ただそれを効果的に行う方法を知らないだけです。ここで、あなたの価値を思い出してください。人間関係は、あなたの価値のどこにフィットしますか？　助けを得ることや他者とつながっていることは、あなたの糖尿病をうまく管理するための計画のどこにフィットしますか？　ここが、彼らとの葛藤を取り上げたり、あなたや糖尿病に伴うこういったプロセスに違った方法でかかわってくれるように頼むときの、スタート地点になるのです。

一例として、「完全に回避する人」にはこのように言うことができます。「あなたがこのことで恐れを感じたり混乱していることがよくわかります」(完全に回避する人がそのような感情をすぐに受け容れると期待してはいけません)。「私も怖いのです。これは、私たち二人ともにとって恐ろしいプロセスです。このことについて私があなたに話すことができると思えるようになるまででさえ、時間がかかりました。でも、糖尿病をうまく管理して、健康的に長生きするために、私がやろうとしていることや必要としているものをあなたに理解してもらうことはとても重要なことです。私は、このことがあなたにどのような影響を及ぼしているのか、理解したいとも考えています。あなたは私にとってとても大切な人です。それに、あなたは私がこの病気を管理するのを手助けしてくれる、とても重要な人です。もしあなたが今日、それとも明日になっても、このことを話し合いたいとは思わなくても、かまいません。でも、私は、私がどう思っているのかとか、何を必要としているのかをあなたに知ってもらいたいのです。あなたは一緒にやってくれますか？」

もう一つの例として、子ども扱いする人に、あなたがその心遣いにどんなに感謝しているか、けれども実は行き過ぎのようにも感じられるということを伝えることができます。「私はあなたがとても私を気遣ってくれていることを本当にうれしく思っています。でもわれわれの間で見られるやり方、例えば、あなたが、私には確信的なところがないと言うときや、私のお皿から食事を取り上げてしまうときのやり方では、あなたが私を無能扱いしているように感じてしまいます。もちろん、あなたが私をそんな気持ちにさせようと意地悪をしているのではないことは、わかっています。それに、これから今までと違ったことに挑戦するには、私にはあなたが必要だということはわかっています。初めに私の意見も聞かずに、私が最善の方法を知らないと決め付けて私の選択肢や意見を取り上げてしまう代わりに、私がどんなふうに感じているか、少し聞いてくれませんか？　そうすれば、私は本当に助かると思います。あなたの考えではどうですか？」

いつも覚えておかなければならないことは、あなたの声、あなたのスタイル、それは相手のものとは違うということです。ただ一つの正しい方法はありません。あなたの価値に則った、あなたのゴールとは、あなたが何を必要とし、あなたがどのように感じているのかを相手にも理解してもらえるよう手助けすることです。そこまで到達するには、たくさんの違った角度からトライする必要があるかもしれません。けれども挑戦し続けることに意義があるのです。彼らの反応は強固なもので、その中心にはあなたを気遣う強い気持ちがあるのです。

他者を教育する

この章の大部分は、あなたが糖尿病を効果的に管理できるようになり、そこにとどまり続けるのを手助けするものが何であるかを、実際に他者と話し合ったり、教育までしたりすることについて述べています。他者を教育する行為の一部によって、糖尿病についてあなたが知っておくべきことが何かを、あなたが確実に理解することにもなります。教師が生徒に向かって以下のように言うのを聞いたことがあるでしょう。「もし君がこれを誰か他の人に効果的に説明することができたら、あなた自身もその問題の核心を理解することができます」。このとき、教師らが伝えようとしていることは、問題の核心を文書で読んだり、聞いたりすることがわれわれに教えてくれるのも一つの事実だけれども、このことと、その情報をあなた自身の言葉に置き換えて他者と分かち合う方法を見つけ出すこととはまったく別物なのだということです。

この章の中で、われわれの仕事は自分の糖尿病自己管理計画について、他の人にも話し合いの席についてもらうことだと繰り返し述べてきました。この情報をあなた自身の言葉に置き換えて、他者とコミュニケーションする練習をすることは、非常にあなたの役に立ちます。この方略は友人、家族、そして主治医や看護師といった健康管理にかかわる人にして有効ですし、協力者のみんなにとっても有効なのです。

あなたの主治医やその他の健康管理にかかわる人と話し合いましょう

あなたの主治医やその他の健康管理に関係する人は、糖尿病について非常に多くのことを知っています。この病気に関するたくさんの情報を提供してくれます。けれどももっと重要なことは、われわれがこの本の中で伝えようとしている情報を、あなたにとってさらに意味がある方法で理解するための手助けを彼らがしてくれるということと、あなたの糖尿病や糖尿病の自己管理に関する事実についての理解が、完全に正確であると確信が持てるようになる手助けをしてくれるということです。もしあなたがこの本の中での糖尿病に関する情報や、他で聞いたことのある糖尿病についての事柄に関して、完全には理解できていないのなら、そのことについて主治医や糖尿病療養指導士、栄養士、その他の療養にかかわる人と話し合うことが重要です。彼らが、あなたの健康に直接影響を及ぼしうる情報を、よりはっきりとさせることができるよう手助けしてくれるのです。

◆あなたの糖尿病投資を明らかに示す

あなたが主治医やその他の健康管理にかかわる人と話すことが非常に重要であるもう一つの理由は、あなたが糖尿病の効果的な管理を行うためにどれくらい投資しているかを彼らに示すことです。それは、糖尿病についてあなたが持っている知識を彼らと共有することで、部分的に伝えることができます。こういった療養にかかわる人たちは、たしかにあなたが持っている情報に含まれる間違いも正すことができますが、より重要なことは、彼らにあなたが自分の治療において消極的な人間ではないということを示すことなのです。糖尿病管理においては、あなたが担当者であり、あなた自身の最大の代弁者であり続けるのです。あなたの糖尿病、合併症、そして内服薬について話し合うことによって、あなたが健康管理にかかわる人と同じくらいに自分の健康にコミットしていることを示すことになります。実のところは、あなたが最もコミットしているのです。

実際に、このことはあなたに、前向きに取り組むための共通した地平や、共通したゴールを提供してくれます。もしあなたの健康管理にかかわる人たちが提示すべき示唆や提案を持っているとしたら、あなたはそれを聞き、それから注意深くコメントしたり、質問したりすることができます。もし彼らがあなたに対して威張っていたら、あなたは「この情報は理解している」と言うことができますし、あなたがすでに持っている知識や理解しつつある知識を遂行する手助けをしてもらえないかと頼むこともできます。もし彼らがあなたを赤ちゃん扱いするようであれば、あなたがこの病気の支配者であり、自分のプロセスにおいて積極的な役割を果たしているのは自分だということを知らしめることができます。自分が糖尿病自己管理の重要性を理解していることや、健康的な人生を歩むためにたいへんな努力をしていることを、主治医や他の健康管理に関係する人とコミュニケーションできるようになりたいと希望することもできます。このことによって彼らとの相互関係に多大な影響を与え、あなたの人生に対しても正のインパクトを与えることができるのです。

まとめ

はっきりとコミュニケーションをすることは、友人や家族、そして健康管理にかかわる人たちに、あなたの欲求を満たしてもらうことの手助けになる。

あなた自身の人間関係に関する価値について知ることで、あなたが自分の糖尿病について愛する人たちに何を言うべきか決定しやすくなる。自己主張的なコミュニケーションのスキルによって、それをどのように言えばよいのか決定しやすくなる。

第10章 薬物療法を考える

薬物療法は1型糖尿病、2型糖尿病どちらでも、ほとんどの患者にとって、糖尿病の良好な管理のための重要なパートです。1型糖尿病ならば、インスリンは日々の糖尿病のコントロールに不可欠な要素なので、インスリンなしでの管理などまったく想像もつきません。インスリンについて、どのように働くのか、またどのような場合に使ったらよいかについて、この章の後の方で述べます。

しかし、あなたが2型糖尿病であれば、内服薬やインスリンを使うことにはもう少し複雑な状況があるでしょう。2型糖尿病は、血糖値の状態によっては、糖尿病と初めて診断されたときに、必ずしもすぐに薬物療法を始めなければならない状況でなかったかもしれないからです。また薬が処方されるにしても、実にさまざまな異なった選択肢があり、薬ごとにさまざまな効果と副作用があるために、どのように選択するのかを理解することは無理であると思われるかもしれません。さらに悪いことに、多くの患者において、血糖値が十分低下し、食生活や運動習慣が十分改善すると、効果があるように思えるその薬剤を同じように続けようとしても、取り上げられてしまうかもしれません。このことが、薬物療法を理解して処方どおりに継続することを難しくしている可能性があります。

ご存じでしょうが、実に多くの種類の薬があり、多くの問題に対して処方されます。何に対して使うのか？　誰が服用するのか？　それを使わないといけないのか？　安全な薬なのか？　疑問に思われたことも多いでしょう。

治療薬についての考察

さまざまなタイプの薬がある中で、あなたにとって、また、あなたの糖尿病を管理するうえで、最も良い薬を選ぶとき、考慮すべき要素がたくさんあります。これらの点を熟慮し、それらの要素とそれらがもたらす事柄について、あなたがあなた自身に、糖尿病治療に成功するための最良のチャンスを確実に与えられるようにするために、主治医に相談しましょう。

メカニズム

糖尿病の治療薬を選ぶときに最も重要な要素の一つは、その薬の作用メカニズムです。ここでいうメカニズムとは、その薬が血糖値のレベルを全体としてどのようにして下げるのかというその方法のことを意味しています。体内で作られるインスリンの量を増加させることにより作用する薬があります。一方、インスリン抵抗性を標的にした薬もあります。これは注目すべき重要な側面です。というのは、あなたの身体にインスリン抵抗性があるならば、仮にどんなにインスリンを産生しても、身体はインスリンに期待どおり反応しようとはしないでしょう。この点が重要であることは、次の患者の例からよくわかります。ラリーは61歳の男性で、最近2型糖尿病と診断されました。ラリーには2型糖尿病の家族がたくさんいて、その多くが、インスリン抵抗性や身体がインスリンを効果的に使えないことを直接標的にするチアゾリジン薬（後で詳述）という薬剤を内服していました。しかしラリーの身体は単にインスリンを十分に産生できていないのであって、作られていた分のインスリンは適切に使用していたのです。

ラリーは、治療を薬物治療の段階に進める必要があるとわかったとき、親族と同じように効果があるはずなので、チアゾリジン薬を内服したいと主張しました。主治医は異なったメカニズムが働いていることを説明しようとしましたが、彼はその違いを完全には理解せず、最終的には主治医が自分の意見を聞いていないかのように感じてしまいました。ラリーが主治医の処方した薬を中断し、結局は再び治療を軌道に乗せるのを助けるためにわれわれのところへ紹介されてきたことは、驚くにはあたりません。

短時間作動性か、長時間作動性か？

いくつかの薬は、食事をしたときに体内で短時間に作用するインスリンの効果を模倣するようにデザインされています。すなわち、食事による血糖の上昇に対処できるように、インスリン量をすばやく増加させ、食後の状況に終止符を打つことで、身体が正常に戻ろうとするのを助けるのです。これらの即効性の薬は、内服すると5分くらいですばやく働き始めます。より長時間作用する薬は、食間の時間帯に血糖値が高くあるいは低くなりすぎないように、常に血中に低濃度で存在する、インスリンの通常時の低空飛行的な動態を模倣するように働きます。どのタイプの薬剤を使うのか、あるいは両方を組み合わせて使うのか、いずれがあなたにとってベストなのかは、薬物治療の選択を考慮する際のもう一つの要素です。繰り返せば、この選択はあなたの身体が必要とするところに基づいてなされます。もし、ほとんどの時間帯は十分量のインスリンがありながら、食後の血糖管理が困難な場合には、常に少量の作用を補う薬剤より、短時間でもより強力に作用する薬剤が適している可能性があります。

1回の服薬か、複数回か？

100％毎回パーフェクトに薬剤を服用できる患者はいないということを、われわれは確信しています。したがって、糖尿病の薬物治療の問題のうち最も重要なことは、あなたが服薬を管理できる最も現実的な投与計画を立てることです。以下に服薬にあたっての技術的・精神的なバリアについて議論しますが、薬剤を選択する際の一つの決定的な要素は、1日複数回服用しなければならない薬を現実にあなたが管理可能なのかどうか、もしくは1日1回の薬の方がより管理可能なのかを理解していることです。

これを考慮の対象に挙げるのは、あなたが毎日の服薬を管理できるのかできないのかという点に関して思っていることは、ただ単に信念にすぎないということを心に留めておいてほしいと、それでもわれわれが望んでいるのだということを理解していただくことが重要です。換言すれば、あなたがしたくなかったとしても、できないと考えていたとしても、そうすることがあなたの健康の価値に合致していれば、あなたは1日複数回の内服管理をできないと言ってよいということにはならないのです。むしろ、あなたのライフスタイルを考えたうえで、どんな服薬方法にすれば、あなたがそれに最も成功しやすいかを考えたいのです。

この違いを明確にするために、服薬が重要な問題であった二つのケースを見てみましょう。一例目は、2型糖尿病の管理のためにわれわれのところに紹介されてきた41歳の弁護士リチャードのケースです。リチャードは仕事でしょっちゅう旅行をしており、糖尿病をコントロールするうえで最も難しいのは、旅行中に服薬を忘れないようにすることだと訴えました。彼が処方されていたのは、ときに食事とともにそしてときには食事とは別に、1日に複数回の服薬を必要とする方法でした。多忙なスケジュールで、日によって生活スケジュールが違うことから、彼は指示された服薬のタイミングを守るのが難しく、しばしば間違った時間に薬剤を服用し低血糖を引き起こしてしまうという状況でした。

われわれはリチャードと、生活における糖尿病治療の優先順位を再確認するために、彼の価値や彼にとって最も重要なことについて時間をかけて話し合い、彼の仕事の現状では1日に複数回服用する方法は間違いなく難しいという状況にあることがわかりました。主治医が1日1回の内服でよい長時間作用型の処方に変更すると、彼の糖尿病の管理は劇的に改善しました。

次にケンのケースです。ケンは65歳の2型糖尿病の男性で、彼もまた糖尿病の管理が困難であるということで紹介されてきました。ケンは最近郵便の仕事を退職したのですが、仕事をやめてから血糖コントロールが悪くなりました。われわれがケンに初めて会ったとき、彼にとって糖尿病を管理するための時間はより多くなっているはずなのに、以前もっと時間的に迫られていたときほどにはうまくできていないということが、われわれにも彼にも異例の事態だと思われました。

しかし、もう少し深く掘り下げてみると、ケンは仕事を辞めてから自分の気分と闘っていることがすぐにわかりました。社会から少し隔絶された感覚と孤立感を感じ、多くの時間を座ってテレビを観て過ごすようになっていました。ラリーと同じように、ケンの処方もある程度複雑であり、今の気分や心の状況では、その処方を常にきちんと守れる集中力やエネルギーはないとケンはしばしば思っていました。

ラリーと違って、ケンの問題は忙しいために服薬を守れないことではなく、むしろケンができないと思い込んでいることでした。おそらく、もっと簡単な処方に変更したとしても、それはやはり困難すぎるでしょうし、あるいは時間の経過とともにそれほど重要な意味は持たなくなるでしょう。というのも、ケンが服薬管理をできないのは、実際には処方が複雑だからではなく、彼がもはや服薬管理をできないと思い込んでいることによるからです。

合併症の存在と可能性

心臓病から腎臓へのダメージまで、あなたが自身の糖尿病の管理を助けるために使っている内服薬は、すでに発症している合併症や将来進展する可能性のある合併症に対して大きなインパクトを持っています。その理由の一つは、薬の持つ副作用です。例えばその薬剤の副作用に体重増加やむくみがあれば、体重を減らす必要のある患者や心臓病や心不全のリスクのある患者にはその薬剤はベストの選択とはいえないでしょう。

また、その薬剤の体内からの排出ルートも薬剤を考えるうえで重要です。尿を介して体内から排出される薬剤であれば、その薬剤の代謝産物は腎臓を通る必要があることになります。あなたに腎機能低下や腎不全があるなら、腎臓の機能を考えるとその薬剤の体外排出は非常に難しい可能性があり、すでにある腎臓の問題を悪化させることも考えられます。逆に、体内から便を介して排出される薬剤ならば、その薬剤は排出に際して肝臓を通らなければなりません。肝機能障害があったり、それが危惧されたりする場合には、このタイプの薬剤は避けるべきです。

副作用

副作用もまた薬剤を選択するうえで考慮すべき事項です。あらゆる種類の薬剤に関して、副作用はその薬剤を処方どおりに内服するかどうかを決定する際の最も重要な事項の一つです。なぜなら、恐ろしい副作用のある薬剤は、通常、誰も内服しないからです。

糖尿病の薬剤の場合も例外ではありません。もし主治医が処方してくれた薬剤の副作用プロファイルが受け容れ難ければ、薬剤の内服回数や内服できる期間を最大にできるようにするために薬剤の変更について主治医と相談することが重要です。

あなたに適した薬剤を決めるためにその他に考えるべきことは、経済的な状況による制約はどうか、有効性はどうか、もしくはあなたと主治医がどの薬を使うかを決めることに短期的に影響を与えうる他の要素があるかどうかということです。しかし、適した薬剤を選ぶとき、全体像を考えることは重要です。以下に、それぞれの違った種類の薬剤がどのように働くのかをより詳しく述べ、それに基づいてあなたが薬剤の選択を行ったり、主治医と話し合ったりする際に役に立つであろう情報を提供します。

経口糖尿病薬のタイプ

スルホニル尿素薬

一般名	商品名
グリクラジド	グリミクロン
グリメピリド	アマリール
トルブタミド	ラスチノン
グリベンクラミド	オイグルコン、ダオニール

多くの種類の糖尿病薬が使用されており、同じ種類に分類されるグループにも数々の薬剤が含まれることから、その中からも選択をし、決定をしなければなりません。幸運にも糖尿病の薬剤について書かれた本はたくさんあります。したがって、以下の情報は、主治医と話し合う際の第一段階として、それぞれの糖尿病薬のグループの一般的な機能についての知識を得るために用い、追って、より充実した情報源から、より多くの情報を得られることをお勧めします。

スルホニル尿素薬

スルホニル尿素薬というグループの薬剤はたいへんポピュラーな薬剤で、膵臓《すいぞう》がインスリンを分泌するのを促進する働きがあります（体内のインスリンと血糖の役割については第2章を参照のこと）。スルホニル尿素薬は第1世代の薬剤と第2世代の薬剤とに分類され、第1世代の薬剤は一般的に第2世代のものよりも作用がよりマイルドで、低血糖がより少ないとされます。この種類の薬剤には、体内のインスリンを増やして血糖値を下げすぎる可能性があるため、このグループの薬剤を使うときには、低血糖はたいへんな重要事項として考慮する必要があります。低血糖の他に、スルホニル尿素薬の副作用として、体重増加、胃部不快感や皮疹《ひしん》、痒《かゆ》みなどが挙げられます。

たくさんのタイプのスルホニル尿素薬があり、時間的にどれだけ速く効くのか、どのように服用するのか、といった点で幅があります。1日1回、通常は朝食後（または食前）に内服しますが、朝夕食後（または食前）に1回ずつ内服する方法もあります。どちらの内服の仕方でも、食事、運動療法への留意を怠ると、スルホニル尿素薬の効果が低下していく場合があります。また、1型糖尿病など一部の人では、スルホニル尿素薬は効果がないだけでなく、膵臓へ負担をかけるため用いるべきではありません（1型糖尿病ではインスリンによる治療が行われます）。2型糖尿病で最初は有効であっても、食事、運動療法が不十分であると年単位の経過のうちに効果が減弱していく場合があります。このことは、スルホニル尿素薬による治療が失望をもたらす場合があることを意味します。

ヒグアナイド薬

メトホルミンは、最近より頻繁に使用されるようになってきた薬剤です。その主な理由の一つとして、この薬のユニークな作用が挙げられます。ヒグアナイド薬は血糖上昇に対してインスリン量を増やすのではなく、肝臓で血糖が過剰に作られるのを防ぐようにするのです。このメカニズムで重要なポイントは、単独投与ではヒグアナイド薬が低血糖のリスクを増やさないということです。

ビグアナイド薬

一般名	商品名
メトホルミン	メトグルコ、グリコラン、メデット

この血糖降下メカニズムによる、普通の糖尿病薬ではあまり見られない（副）作用として、多くの人がメトホルミンを飲み始めると体重減少を体験するという点が挙げられます。この体重減少は胃腸の不快感や味覚の低下によることもありますが、多くの2型糖尿病患者にとってよい結果をもたらします。体重減少に加えて、メトホルミンは、中性脂肪やＬＤＬ（悪玉）コレステロールを低下させ、ＨＤＬ（善玉）コレステロールを増やすという効果を発揮する場合もあります。しかし、残念なことに良いことばかりではありません。嘔気、嘔吐、下痢、めまい、疲労感、呼吸困難などが起こることがあります。さらに一般に腎臓や肝臓に障害のある人は服用すべきでなく、週に2〜4回以上アルコール飲料を飲む人や妊娠中・授乳期には避けるべき薬剤です。手術や造影剤を用いる検査の前には中止しなくてはなりません。メトホルミンは1日2〜3回食後に内服するのが一般的です。

α-グルコシダーゼ阻害薬

α-グルコシダーゼ阻害薬は、より複雑な構造の炭水化物（多糖類）を、単糖類（血糖値として反映されるにはこの形態で吸収されることが必須）に分解する酵素を阻害することにより、血糖値の上昇を穏やかにするように作られた薬剤です。このメカニズム

α-グルコシダーゼ阻害薬

一般名	商品名
ミグリトール	セイブル
アカルボース	グルコバイ
ボグリボース	ベイスン

のため、効果を得るには食事に合わせて服用する必要があり、そのため通常は1日に3回の内服が行われます。

また、α-グルコシダーゼ阻害薬の作用のゆえに、ガス、腹痛、下痢といった胃腸の不快感が起きるという不愉快な副作用があります。他にはよく起きる副作用はありませんし、またこの薬剤を単独で使った場合には低血糖は起こりません。しかし、他の薬剤との併用中に低血糖が起こった場合には、α-グルコシダーゼ阻害薬が、複雑な炭水化物（多糖類）が分解されてブドウ糖として全身へ移行するのを抑え、したがって血糖値の正常化を妨げてしまうので、その場合にはブドウ糖を摂取する必要があります。

チアゾリジン薬

チアゾリジン薬は体内の細胞のインスリンに対する感受性をより高めるように働きます。言い換えれば、このタイプの薬剤は、2型糖尿病である多くの人にとって重要な問題であるインスリン抵抗性を特にターゲットにしています。

チアゾリジン薬は、実際に効果が出てくるのに長時間かかる、すなわち3カ月以上たってから最大の効果が現れるという唯一の薬剤タイプであるという点

チアゾリジン薬

一般名	商品名
ピオグリタゾン	アクトス

において、糖尿病薬の中で独特の薬剤です。さらに、中止しても作用が解除されるのに長時間かかります。排出は肝臓において行われるので、肝臓に問題がある人には処方を検討しない方がよく、このタイプの初期の薬剤であるトログリタゾンは重症の肝障害を引き起こしたため2000年に市場から引き上げられました。新しい薬剤には同様の問題はあるとされていませんが、薬剤を内服する前に、また内服中も定期的に肝機能の検査を受けた方がより安心といえるでしょう。

他の副作用に浮腫と体重増加があり、また、避妊用ピルの効果を減弱させることが示されています。このタイプの薬は受胎能力も改善するため、この点は重要なポイントです。また、妊娠中や授乳期に内服するべきではありません。チアゾリジン薬は典型的には1日1〜2回のタイミングで内服します。

速効型インスリン分泌促進薬

このタイプの薬剤は、食事を摂取した直後に、摂取された食物に対して必要となるインスリンの分泌を刺激します。これらの薬剤は素早く働き、数時間以内に体内から消失するので、低血糖を起こすことはありますがそのリスクは低いです（薬効が強力であるレパグリニドは比較的低血糖を起こしやすいので注意が必要）。

速効型インスリン分泌促進薬

一般名	商品名
レパグリニド	シュアポスト
ナテグリニド	ファスティック、スターシス
ミチグリニド	グルファスト

これら即効性の薬剤の一つの利点は、毎食直前（10分以内）に内服しますが、もし食事をしない場合には服用する必要がないということです。すなわち、空腹感がない場合に、薬を飲むだけのために無理に食事をとるというようなことをしなくてよいのです。このことは2型糖尿病に起こることのある過体重に有益かもしれません。一方で、体重増加はこれらの薬剤の副作用でもあります。したがって、このタイプの薬剤の利点とそうでない点を勘案して判断する必要があります。

これらの薬剤は肝臓を通って排出されるので、肝疾患がある場合には使用するべきでなく、ある種の腎疾患の場合も同様に留意する必要があります。作用の仕組みが同じであるスルホニル尿素薬と併用するべきではなく、一方、しばしばメトホルミンと併用されます。

DPP-4阻害薬（この項目は訳者による補足）

血糖降下に作用する消化管ホルモン（インクレチン）の分解を抑制し、主に膵臓からのインスリンの分泌を促すことにより血糖降下作用を示します。このほかいくつかの働きを示しますが、体重が増加しにくく、また、単独では低血

DPP-4阻害薬（訳者による補足）

一般名	商品名
シタグリプチン	ジャヌビア、グラクティブ
ビルダグリプチン	エクア
アログリプチン	ネシーナ
リナグリプチン	トラゼンタ
テネリグリプチン	テネリア
アナグリプチン	スイニー
サキサグリプチン	オングリザ

糖を来しにくいという特徴があります。しかし、スルホニル尿素薬や速効型インスリン分泌促進薬と併用した場合、低血糖が増強される可能性がありますので、とくに前者については、その処方量を減ずるなど留意する必要があります。DPP-4阻害薬は1日1〜2回内服します。新しい薬剤であり、予期せぬ副作用が発見される可能性があります。

インスリン

第2章で述べたように、インスリンは血糖を調節するために体内で作られているホルモンです。これまでに述べた、インスリン分泌を促して体内のインスリンの濃度を増加させたり、他のメカニズムで血糖を下げたりする経口の薬剤とは異なり、インスリンという薬剤は、自身では十分にインスリンを作れないあなたの身体の代わりに、注射薬であるインスリンを身体に文字通り外から注射することによって、体内のインスリンを増加させるのです。

1型糖尿病の人にとって、インスリンは生きるための必須薬剤です。最初に1型糖尿病と診断されたときから、1日に複数回のインスリン注射は治療の一部です。一部の人にとってこれは糖尿病の管理上最も大変なことなのですが、1日に1回から数回、インスリンを自己注射するために、綿密に炭水化物の量を計算（カーボカウント）し続けなければなりません。

2型糖尿病の人にとって、インスリンの役割は1型糖尿病の場合ほど明確ではありません。2型糖尿病の多くの人は、最初からインスリンを始めることはありません。もし最初からインスリンを使用するとすれば、それは通常、高血糖が長く続くことによって膵臓の細胞に起きる毒性に対して身体を休ませるためであり、その後インスリンは中止され、食事と運動や、これまで述べた内服薬一～数剤の処方に戻ります。時が経過するにつれて、多くの2型糖尿病の患者では、他の方法では恒常的に血糖値を低下した状態に維持できなくなり、最終的にインスリンによる治療を開始することになる場合があります。そうなった場合、インスリン療法を始めた患者は、しばしば治療に失敗したと感じてしまうことがあります。われわれは、インスリンを注射することに挫折感を感じたり、動転したりする患者をたくさん見てきました。そのような患者では、糖尿病の管理を維持したりインスリンをきちんと注射したりすることがより困難である場合が多くなります。インスリンを開始したのは糖尿病の管理が悪いことに対する罰ではなく、生命を脅かすような合併症の進行を抑えるための糖尿病治療計画全体の中で、多くの場合欠くべからざるパートなのだということをわかってもらうために、インスリンがどのように働くのかについて、この時点で話し合いを持つことは有意義です。

たくさんの種類のインスリンがありますが、経口糖尿病薬と違って、どの種類のインスリンもその基本的なメカニズムは同じです。すなわち、すべてのインスリンは体内のインスリン濃度を増加させることで効果を発揮します。インスリンはたんぱく質であり、経口で投与すると他のたんぱく質と同じように体内で壊れてしまうので、作用を発揮するためには直接血液中に入るような投与方法でなくてはなりません。第2章で述べたように、体内のインスリンが増加すると、血液中の余剰の血糖（ブドウ糖）が細胞や筋肉に取り込まれます。これにより筋肉は機能するためのエネルギーを得ることができ、また、神経や臓器、組織を障害しうる血糖値も低下するのです。

インスリンの種類は、どのくらいの時間で作用し始め、血糖値が下がり始めるのにどの程度時間がかかるのか、また、どれくらい長く効果が持続するのか、という点で使い分けられます。これらの違いは重要です。前にも述べたように、体内では、時間帯によって血液中で作用しているインスリンのレベルが異なるからです。例えば、朝目覚めたとき、ある程度の量のインスリンが翌朝まで血液中に存在し、昨夜食べた最後の食事の影響に対して働いて血液中に余剰のブドウ糖が少しでもあれば細胞内へ移動させようとし続けます。そして朝食を食べると、今まさに食べた朝食から摂取したブドウ糖の負荷に対応するために、体内ではインスリンの濃度がスパイク状に急峻に増加します。この急激なインスリンのスパイクは、身体が炭水化物をブドウ糖に分解している間に最も効果を発揮しなければならず、一方で、血糖値が下がりすぎて低血糖症状を起こすことがないように、速やかに消失することも必要です。

超速効型インスリン（インスリンリスプロ／ヒューマログ：インスリンアスパルト／ノボラピッド：インスリングルリジン／アピドラ）

超速効型インスリンは、製薬会社によってヒューマログ、ノボラピッド、アピドラと名づけられていますが、食直前に注射すればよく、また、レギュラーインスリン（次項参照）のように体内に長くとどまらないために低血糖のリスクが低いという理由から、製剤としてのインスリンと糖尿病治療を飛躍的に進歩させたと考えられています。超速効型インスリンでは5分以内に作用が出始め、1～2時間以内に血糖値が低下します。このタイプのインスリンは3～4時間で作用がなくなるので、全体に低血糖を避けられる率が高まります。

速効型インスリン（レギュラーインスリン）

超速効型インスリンが汎用されるようになる前は、レギュラーインスリンはインスリンを使用する患者にとって主要な製剤であり、食後の高血糖を抑える目的で食前に打つインスリンとして選択されていました。レギュラーインスリンは約30分で作用を示し始め、約2～5時間で最も強い血糖降下作用を示しますが、薬剤が体内から完全に消失するのに5〜8時間を要し、食後の血糖上昇が消失して時間を経た後にも、まだ体内にインスリンが残存するため、低血糖のリスクがより高くなります。

中間型インスリン（NPHインスリン）

超速効型インスリンや速効型インスリンと違って、中間型インスリンは食後のインスリン分泌を模倣するように作られておらず、むしろ体内のインスリンの定常状態をつねに模倣するようにデザインされています。このタイプのインスリンは、1〜3時間で働き始め、注射後12時間程度まで血糖値を下げます。そして、およそ24時間で体内から消失します。

持効型インスリン（インスリングラルギン／ランタス、インスリンデテミル／レベミル、インスリンデグルデク／トレシーバ）

持効型インスリンは早期から（典型的には1〜2時間以内）効き始めるとともに、約24時間にわたって血液中に低濃度で一定量のインスリンの濃度を保つように特にデザインされたインスリンです。他のタイプのインスリンと違って、持効型インスリンはインスリン分子が一定の割合で血液中に放出されるので、24時間を通じて作用にピークがなく、また、注射部位による作用時間の違いも小さくなります。通常は1日1回就寝前に注射し、他の作用時間の短いインスリンとは異なり通常は夜間に低血糖を起こしません。

混合型インスリン

超速効型または速効型インスリンと、中間型インスリンまたは特効型インスリンとを予め混合してある混合型インスリンというものも存在します。

ＧＬＰ-１受容体作動薬（この項目は訳者による補足）

消化管ホルモンであるＧＬＰ-１の構造に類似し、その受容体に作用することにより、主に膵臓からのインスリンの分泌を促して血糖降下作用を示す注射薬です。

糖尿病の薬物療法を行う際のバリア

これまで述べてきたように、糖尿病薬やインスリンが処方された場合に、しばしば多くの障害にぶつかることがあります。そうしたバリアのうちいくつかは、厭わしい副作用や継続することが困難な複雑な処方といったように、実際的ないしロジスティックな問題で、主治医と相談して処方を変更したり服薬法をシンプルにしたりすれば問題は解決されるかもしれません。

GLP-1受容体作動薬（訳者による補足）

一般名	商品名
リラグルチド	ビクトーザ
エキセナチド	バイエッタ
エキセナチド徐放性製剤	ビデュリオン

しかし、もう一つのバリアは、副作用や飲み忘れといったものにはそれほど関係なく、自分が糖尿病であることや薬物療法を行うことへの考え方、感じ方に関係するものです。それらはしばしば見過ごされますが、糖尿病管理を改善するうえで重要な側面です。この本を通して論じてきたように、われわれは、ある事柄について考えたり感じたりする道筋によって、どのように行動するのかも決まってしまうように感じてしまいがちです。例えば、あなたが糖尿病の薬を飲みたくないのだから内服できないという考えを持っているとすると、そのために、実際に「飲めない」と本当に信じ込んでしまうかもしれません。

その一つのケースが、1型糖尿病の39歳の男性であるショーンの例です。ショーンは自分で自分に注射するのが怖いからインスリンを自己注射するのがつらいという理由で、われわれのもとに紹介されてきました。ペン型の注射キットや注射デバイスなど他のインスリンの投与方法も試みていましたが、どんなに頑張っても自分は注射をできないと認識していたこともあり、葛藤し続けていました。最初にわれわれのところへ来たとき、彼がインスリンの自己注射に関して感じているすべてのことを書き出してもらいました。われわれは、ショーンの心配は注射の痛みだけでなく、針が皮膚に刺さるに至るまでに感じる全体的な不安や、自身で注射できないという自分についての自己評価もあることに気づきました。これらの心配事のすべてが、インスリンを自分で注射しようとするごとに蓄積していたのでした。さらに、時が経ち、自己注射はできないと確信し続けているうちに、血糖レベルがコントロールできずに自分自身の身体に起こっていることについての明瞭な不安を持ち始めるようになり、これらすべてによって引き起こされる恐怖心や心配事も、自己注射について考えるときにわきあがってきていたのでした。

想像がつくと思いますが、インスリン自己注射のことを思うだけでも否定的な考えや気持ちがわき起こるという状況下で、それからしばらくして、ショーンはとうとうインスリンの自己注射について考えなくてもよいことだけを行うようになりました。すなわち、主治医を受診するのをやめ、自分の恐怖について友人や家族とも話さなくなったので、みんなはショーンがうまくやっているものと決めてかかり、病気のことについて詮索《せんさく》しなくなりました。彼は、主治医から心配しているという手紙が送られてきたのでわれわれを受診したにすぎないのです。主治医はショーンがわれわれのところで受診するように予約を入れました。その手紙を、妻が見つけられるところにうっかり置いていたために、妻がショーンを最初の予約日に来させたのです。

ショーンはすべての心配と恐怖心をわれわれに打ち明けて以来、それらに押しつぶされるような感覚が少し少なくなってきたと言うようになりました。自分が価値を置くものが何なのかを明確にしたり、また、自分の考えや気持ちを排除しようと試みるのではなく、それらにただ気づいていることを実践したりしてしばらく過ごすうちに、自己注射の際に感じるすべての恐怖を自分で持ち続けていられるようになりました。インスリンのことを、「チェスボードの筋肉」をステロイドみたいに増強するものだと考え始めるようになったこと、また、自分の価値が示す方向へと進みつつ、感じている恐怖をあるがままに心の中に持ち続けることができる能力を、自己注射のたびに強化することができたということを、彼はのちにわれわれに伝えてくれました。

まとめ

経口糖尿病薬やインスリンを使用するうえで、副作用や、合併症との相互関係だけでなく、どのように、いつ、どれくらい速やかに薬剤の作用が発現してくるのかといった点についても考慮することが重要である。そうすることによって、糖尿病薬物療法の継続的な維持が、より確実に実現されるであろう。

糖尿病に対する恐怖や心配、経口糖尿病薬やインスリンを使用することに対するさまざまな思考は、それらを効果的に使用していくうえでの障害物のように感じられる可能性がある。

（訳注）薬剤名は主なもののみを記載した。最近使用できるようになった新しい作用の薬剤についても補足したが、詳しくは他書を参照されたい。

第11章 合併症の予防、早期発見、治療

これまでのところで、糖尿病をうまく管理し、健康な生活を送るためにあなたが知っておくべきことの大部分を述べました。しかし、もう少しお話ししておくべきことがあります。糖尿病にかかっていることで最も不安を感じるかもしれないことです。第2章で紹介した糖尿病の合併症の概念を思い出してください。そこでは、あなたを怖がらせようとしてその説明をしたのではありません。人を怖がらせる方略については、われわれは二つのことを知っています。①人を怖がらせる方略は、ある特定の行動をとらせるように誰かを誘導しようとするとき、何度も取られてきたこと、そして、②人を怖がらせる方略には効き目がないこと、です。

第2章でそれらの概念を述べるにあたっては、糖尿病を管理するにあたって何が危険にさらされてい

るのかを理解できたと、あなたに思ってもらえるようなやり方を意図したのです。嘘ではありません！そしてあなたは実際にこの情報を必要としています。しかしながら最も重要なことは、こういった糖尿病合併症はほとんどの人にとっては、本当に、本当に予防可能なものであることを理解してもらうことです。糖尿病は、いくつもの意味を持ちます。恐ろしい、気が動転するような、努力を要する、など。しかし、あらかじめ結果が決まっている病気ではありません。言い換えれば、糖尿病があってもあなたの運命が決められてしまうことはないのです。

ACTを使う

これまで繰り返し強調してきたように、糖尿病の合併症は誰にとってもつらいものです。誰も、失明することと、心臓の病気にかかること、足を失うこと、心の準備もなく死ぬことを望んではいません。この本の中で与えられる道具が、あなたがうまく自己管理するための答えの大きな部分を占めています。そうした成功を収めるために、最も大きな要素の二つは、あなたのすべての考えとすべての感情をあるがままに体験することを学ぶこと、そして、あなたが自分の価値を生きられるように行動することにコミットする（責任を持って実態的に関与していく）ことです。自分が失明するという考えや感情を抱いているということ、それはたいていの人誰をも怖がらせてしまうにちがいありません。では、ここで質問ですが、そんな思考や感情にあなたはどう対処するでしょうか。それらは勝手に大きくなってしまうでしょうか？　そのような思考を考えたり感情を体験したりしなくてすむように、必死に努力しなければならないほど恐ろしいものでしょうか？　恐ろしい考えや感情は、その怖さを紛らわすために飲酒や喫煙、食事など、不健康な方法で折り合いをつけなければならないものでしょうか？　それとも、あなたは他人を避けて引きこもりたくなりますか？

さて、もちろんあなたは、そういったあらゆる考えや感情を抱いてもかまわないのです。逃げ出したくなってもかまわないし、食べたり飲んだりして我を忘れたいと思ってもかまいません。この本で紹介されているスキルを使うことの本当の秘訣は、もう次にくる言葉には気づいていると思いますが、そういった感情を抱きつつも自分に一番良いいと思われる行動をすることです。喫煙や飲酒をしているとき、あなたは自分の価値が指し示す方向へと進んでいるでしょうか？　血糖値を上昇させたり、体重を増やしたりするだろうとわかっている食事をとることは、もしくはさらなる健康上の問題を引き起こすであろうことがわかっている食事をとることは、健康的な生活というあなたの価値に矛盾していないでしょうか？　あなたのゴールは、他人から遠ざかり、糖尿病に関係するありとあらゆるものをただ避けることでしょうか？　もし、これらの質問への答えが「Ｙｅｓ」であるなら、あなたはこの本を手に取ってはいないでしょう。

あなたがまだこの本を読み続けているということから、われわれは、あなたのゴールが糖尿病をうまく管理することなのだとわかります。糖尿病合併症を恐れることは、ただ単に理解可能だというだけではなく、完全に自然なことです。あなたが抱いている感情は完全に自然だということ、これを覚えておいてください。ACTを用いることによって、このような感情を抱いて、健康をうまく管理するためにあなたがすべきこと、やりたいことができるようになります。本章を読んでいる間、このことを念頭に置いておいてください。

- この情報は読み進めるには恐ろしい内容だが、われわれはあなたを怖がらせようとしているのではない。
- あなたは心配や不安、この章を読みたくないという欲求を抱くことができ、なおかつ読み進めることもできる。

本章の内容は、われわれが論じる合併症をあなたが発見できるように助け、合併症が顕在化するのを予防するのに役立ち、治療可能な合併症を治療するのに役立つことでしょう。行動を起こして、うまく自己管理することにコミットしてください！

合併症の予防、発見、治療

糖尿病の問題点の一つに、すでに合併症が起きてしまったことによって、患者が糖尿病と診断されることがしばしばあるということがあります。糖尿病に関連する問題のほとんどにおいて、本当の犯人は高すぎる血糖値が長すぎる期間続くことです。問題は、高すぎるとはどれくらい高く、長すぎるとはどれくらい長いことをいうのか、本当のところ誰も知らないということです。それゆえ、血糖値をできる限り抑制し、HbA1c値をなるべく低く保っておくことを、すべての人が推奨するのです。この二つの方法を同時に用いることが、片方だけを用いた場合よりも、合併症を防ぐのに役立ちます。(訳注：ただし血糖コントロールの急激な是正あるいは厳格すぎる血糖コントロールは、ときに重篤な低血糖や細小血管症の増悪、突然死などを起こしうるので、血糖コントロールの目標は患者の病気の状態に応じて、主治医と相談しながら個別に設定される必要があることに注意してください)。

合併症の探知は、多くの場合、合併症を検出する訓練をうけた医師によってかなり定期的に実施されます。ここであなたが採用できる一番の方法は、血糖値を良好な値に保ったうえで、定期的に合併症の進行具合を診てくれる専門の医師にかかることです。糖尿病でつらい点の一つは、あなたが何かおかしいと感じたときにはすでに、多くの障害が起こってしまっているという点です。合併症のわずかな兆候を探し出してくれる人が必要なのです。そうすれば、合併症の問題はずっと簡単になります。

これからお話しする合併症の中には、すでに進行してあなたの身体を侵していても、治療できるものや可逆的に回復させられるものさえあります。われわれに言われるまでもないことだと思いますが、一般的に、一度起こってしまった合併症を治さなければならないよりは、予防する方が有益です。車のエンジンオイルの交換を考えてみてください。オイル交換はたいへん面倒で費用もかさむことはありますが、エンジンに不具合が出るのを防ぐことが本当の目的です。オイル交換により、車はより「ご機嫌」になったり、走りもよくなったりするかもしれません。それが車のディーラーのいう、「やっておくべき正しいこと」なのでしょう。しかし、実際のところは、エンジンの故障がひどくならないようにするためにオイル交換をすることになります。エンジンが急に止まって、まったくのオーバーホールや新しいエンジンへの交換が必要になる前に、オイル交換すべきだと気づく必要があります。その時点でも、車には交換可能な部品があります。修復が可能なのです。

これは、以下で扱ういくつかの合併症にも当てはまります。オイルの例を思い出してください。車はちょうど都合のいいときに壊れたり、急に止まったり、さもなくば走るのをやめたりすることは、まずありません。たいていの人はみな、問題が起こってしまってはじめて、オイルをチェックしておけばよかった、オイル交換ランプが付いていることに注意を払っておくべきだった、定期的に点検しておけばよかったと思うものです。サービス・ショップ（つまり医師のところ）に通って合併症のチェックを受け、予防することで、糖尿病であっても合併症のない状態での長距離走行ができるようになるのです。

網膜症：自分の眼にご用心

網膜は、眼の最も重要な部分の一つであり、この網膜のおかげでわれわれはものを見ることができるのですが、網膜症とはこの網膜に起きる障害です。眼の大切さはおわかりだと思います。視覚の問題を経験した方は、眼の大切さを直接に、われわれが言葉で説明できる以上に理解されているでしょう。網膜症にはいくつかの種類があります。「非増殖性網膜症」、もしくは「単純性網膜症」では通常失明に至ることはありませんが、検査しないまま放置していると大きな障害につながります。「増殖性網膜症」は無治療のまま放置すると失明に至ります。第2章で述べた通り、眼の微細な神経を栄養する細い血管への障害は、恒久的な視力障害と失明につながります。

網膜症に加え、糖尿病患者の視覚に悪影響を及ぼす問題が二つあります。網膜症よりも頻繁に人々の話題に上るもので、「白内障」「緑内障」と呼ばれます。さて、ご存じの通り、糖尿病に罹患していない人でもこれらの問題は生じますが、残念ながら、糖尿病のある人では罹患するリスクがずっと高くなってしまうのです。

白内障では、眼球のレンズを通して眼に入ってくる光が部分的に（ときには完全に）ブロックされることにより、視力が障害されます。高齢者ではこの眼の曇りは珍しいことではありませんが、糖尿病のある人では若年でも白内障を発症することがあります。緑内障では、眼球の内圧が高すぎることが問題になります。この圧力により、眼で見た物の情報を脳へ送る、「視神経」と呼ばれるとても重要な経路が最終的に障害される可能性があります。視神経への障害は恒久的な失明を引き起こすこともあります。このように、網膜症、白内障、緑内障はどれも悲惨な結果につながります。これは間違いなく悪い知らせです。

ただ、これらの問題はどれも発見可能で、おおいに治療可能であるというよい知らせもあります。発見という面では、合併症を本格化させないことがコツです。毎年眼の検査をすることが非常に重要です。眼の検査は、糖尿病をうまく管理する方略において、本当に定期的に実施しなければなりません。この種の眼の問題を検出するにあたっては、いつもの主治医では、眼科医や検眼士と同じくらい熟練しているというわけにはいかないでしょう。眼科医や検眼士は眼の検査について特別な訓練を受けているからです。

眼の検査では、眼科医、検眼士は網膜症、白内障のチェックに加え、緑内障のための眼圧検査を行います。それぞれ、糖尿病や眼科医の指示にしたがって定期的に受ける必要があります。こういった眼の合併症は予防が非常に大切だということを肝に銘じてください。もし次の受診までに視覚障害が進んでしまったら、直ちに診て（見て）もらいましょう！　合併症が起きてしまった場合には、早期発見と早期治療が最善の策です。眼の障害は時が経つにつれて悪化します。早い段階で発見することで、あなたが恒久的に失明してしまう可能性を減らすことになります。

合併症が進行してしまっても、まだ良い知らせはあります。白内障では、障害部位をレンズごと取り除き人工のレンズを入れる手術がかなり一般的に行われています。緑内障では、早期に発見できれば、それ以上視野障害が進まないように、眼圧を管理するのに有効な点眼薬を医師が処方してくれます。網膜症の場合は楽観視できません。網膜症による障害を元に戻す薬品はありません。網膜症にはレーザー手術が行われることがありますが、レーザー治療を行っても、純粋な網膜症が引き起こすほどのものではないにしても、多少の部分的な恒久的視力低下を招くことはしばしばありえます。視野が狭くなったり、夜間視力が低下したりすることも、この種の治療では日常的に起こりえます。

腎症：自分の腎臓を固守する

腎臓は身体にとって欠かせない一対の臓器です。あなたが食べたもの、飲んだものが代謝されるとき、腎臓は、代謝の正常な過程でできる有害な副産物を、体外へ排出するのを手助けしてくれます。腎臓は身体の機能が正常に働くために欠くことのできない臓器なのです。糖尿病によって引き起こされる腎臓への最初のダメージは、尿量や尿の回数の増加で発見されます。これは腎臓が肥大したことによるものです。排泄している尿の量で評価するなら、腎臓が非常に効率よく機能しているかのように見えるかもしれませんが、腎臓が長期間にわたって肥大することは望ましくありません。腎肥大により腎臓の大切な細胞の障害と破壊が引き起こされるのです。

腎臓の障害を早期に検出する方法は「糸球体濾過量《しきゅうたいろかりょう》」と呼ばれます。これは「糸球体過剰濾過(hyperfiltration)」に対する実に簡単な検査なのですが、この名前のせいで意味不明に聞こるかもしれません。といってもこの名前は、先に述べたように過剰労働をしている腎臓に関する専門的な術語にすぎません。つまり、腎臓は濾過（filtering）という仕事を担っていますが（これがhyperfiltrationのfiltrationの部分に相当します）、これを過剰に行っているわけです（これがhyperの部分に相当します）。こうした状況下では、腎臓は膨らみます。糸球体濾過量の測定は、あなたの腎臓が過剰濾過を行っているかどうか確認するための、簡単に実施できる検査です（もちろん主治医によって実施されます）。

腎臓病の次の段階、つまり糖尿病性腎症を検出する検査の一つが、尿検査で「アルブミン」を調べる方法です。腎臓病の初期の段階で、正常よりも多い量のアルブミン、つまり血液中のたんぱく質が尿中に検出されることがあります。残念ながら、血液中のたんぱく質が腎臓から尿中に漏れ出ていることを気づかせてくれる実際の症状や兆候はありません。それはあなたが自分自身で見張れるものではないのです。尿たんぱくと聞くと異様で恐ろしいように聞こえるかもしれませんが、「微量アルブミン尿」（この凝った名前がこの状況を示すのに用いられます）の検査は主治医が非常に簡単に行える検査です。実際に、あなたは主治医にこの検査を定期的に行ってもらうべきです。この場合の尿中のたんぱく質の量は、正常より多いとはいえ非常に少ないので、主治医から、尿のサンプルを何度か提出する必要のある、特別なスクリーニング検査を求められるかもしれません。微量アルブミン尿の検査をすることで、通常の尿試験紙で検出されるよりも数年早く、腎臓の障害を見つけ出すことができるでしょう。

尿検査というとあまり聞こえはよくありませんが、あなたが直面する可能性のある、腎障害という主要な合併症の一つを検出するためにできる、最も痛みのない検査の一つです。尿路感染症の既往がある場合は、それも腎障害を引き起こす可能性があるので、主治医に忘れず伝えておいてください。微量アルブミン尿の検査は、糖尿病と診断されたら直ちに行い、その後も年に1回（以上）行う必要があります。もしあなたがこの検査を受けたことがないのならば、直ちに病院へ行って検査をしてもらいましょう。冗談ではなく、すぐに、です。それが重要なのです。検査しないで放置しておくと、この少量の尿たんぱくがやがてはより大量のたんぱくの漏出を招き、それが症状を伴う腎障害の始まりとなるのです。これが腎機能障害、そして最終的には腎不全へと進展します。

糸球体過剰濾過や微量アルブミン尿を調べること、そして腎障害の始まりを定期的に検査することで、腎臓病の進行を明らかに遅らせることができる可能性があります。また、さらにいくつかよい知らせがあります。もし腎臓への障害を予防することができれば、網膜症や視覚障害が進行しない確率が非常に高くなるのです。腎症と網膜症、どちらの合併症も、血糖値を良好に管理することでリスクが大きく減少します。

神経障害：ゴールはたくさんの神経を残して図太く

糖尿病神経障害についても、多くの点で同じことがいえます。第2章で述べたように、神経障害（neuropathy）とは神経の障害に対して付けられた名前です。神経の障害について話しているとき、末梢神経系について使われる「末梢性《まっしょうせい》神経障害」という言葉の方をよく耳にするかもしれません。末梢神経系は（手や指、つま先や足からといった）四肢末端からの情報を脳に送り、また逆に脳からの情報をこれらの領域に送っています。われわれが手足をどんなに当然のように動かしているか、少し考えてみましょう。もし熱いものの近くに手を置いたら、すぐにそれを感知できるはずです。もし画鋲《がびょう》を踏んでしまったら（痛いっ！）、すぐにそれに気づいて画鋲を取り除き、次からは足を踏み出す場所に注意します。

では、足の神経に障害があるために、画鋲を踏んでも気づかないという状況を想像してみてください。信じられないかもしれませんが、とにかくあなたは足に画鋲が刺さっていることにさえ気づかないのです。傷から感染症を起こしても気づきにくくなります（実際、われわれは普段どのくらい自分の足の裏を見るでしょうか？）。糖尿病は感染症のリスクを高めます。このことは、血行不良とも相まって、足の感染部位が悪化することを意味します。感染はだんだん広がり、最終的には外科的に足を切断する「下肢切断術」にまで至るかもしれません。

でも大丈夫。われわれの方が一歩先んじています。下肢切断手術はたしかに最悪のシナリオとして考えられます。このような合併症の予防、発見に集中して取り組むことが必要です。そして、すでにあなたも知っていること、すなわちバランスのいい食事や運動の継続、血糖値を良好に保つといったことを行えば、末梢神経障害が進行する機会を大幅に減らすことが可能です。末梢神経障害の兆候には足や手のチクチク感（ピンや針でつつかれるようだと言う人もいます）や、しびれ（感覚の喪失）が含まれます。もはや簡単には温度がわからないかもしれません。なかには皮膚の痛みや皮膚が焼けるような感じを訴える人さえいます。足のむくみや、末梢神経障害の症状である手足の冷感を経験するかもしれません。より複雑になると、バランス感覚の異常や自分の手足の位置感覚がなくなることに気づく場合もあります。足の例に戻ると、足に開放創やたこができていることに気づく人もいます。これらは上肢でも起こることです。

このような神経の障害は、発症するまでは気づかないものです。しかし、医師や医療従事者は、腱反射を検査したり、温度覚、触覚、振動覚を調べてあなたの足をチェックしたりすることができます。これらの検査により、あなたが気づかないほどごくわずかな障害も発見できる可能性があります。また検査を行うことは、自分の手足の感覚に常に注意しておくよう思い出させてくれるのにも役立ちます。

もちろん、大切なのはこのような障害を予防することです。それには何ができるでしょうか。さて、血糖値を良好な状態に保つことに加えて、予防には身体を良い状態にしっかり管理していることが求められます。これは特に、手足に強いストレスがかからないようにするということです。足においては、腫《は》れや水ぶくれ、その他治りが遅かったり治らなかったりする傷がないかどうか、定期的にチェックする必要があります。調べていてもし問題があったら、この件で力になってくれる人に相談することができます。必ずしておかなくてはならないもう一つの素晴らしいアイデアは、適度にフィットする靴を買うことです。先に述べた車の例を考えてみてください。もしきちんとフィットする、接地面のよい適切なタイヤを使わなかったら、どのくらい長い距離走り続けられると思いますか。そう長くはないですよね。同じことがあなたの足についてもいえますが、靴についても同様です。さらに、足については、熱い舗装道路や本当に冷たい気温も回避しなくてはなりません。こういった過度の熱や寒さのせいで皮膚を痛め、まさに今議論した問題を引き起こす可能性があるのです。また、足への血流量を低下させるおそれがあるので、靴下はくるぶしの部分がきつすぎないことを確認してください。あなたも足先への血流が保たれていることを確実にしておきたいでしょう。

神経障害を防ぐもう一つの一般的なルールとして、飲酒を控える、ということがあります。アルコールは神経を障害する可能性があり、特に糖尿病があると神経障害をきたすリスクが高まります。アルコールは平衡《へいこう》感覚を乱すだけでなく、糖尿病のある神経をも障害した結果、永続的な平衡感覚障害をも引き起こす可能性があるのです。

末梢神経障害を治す方法はわかっていません。痛みや不快感をやわらげる効果を持つ薬はありますが、その薬は神経の障害を元どおりに修復するものではありません。だからこそ、発見や予防（さらに問題が起こることについての予防を含めて）がこれほど大切なのです。しばしば処方されるさまざまな種類の薬は、神経障害に関連した痛みを緩和することに焦点を当てています。市販薬も医師によって処方される薬もあります（訳注：日本ではほぼ処方薬のみ）。糖尿病に関連した痛みに特に的を絞った、いくつかの新しい薬剤が開発されており、関心が向けば、そういった選択肢について主治医に相談してみようと思うかもしれません。

糖尿病による神経の痛みがある人が使用する、追加的な方策としては、ボディストッキングやパンティストッキングを使うことや、敏感になっている皮膚を生地やシーツでチクチク刺激したり、もしくはこすったりしないよう特別にデザインされた靴下を使うこともあります。神経の痛みをやわらげるのを助けるもう一つの素晴らしい方法は、あなたがすでに知っている方法――運動です！　散歩やストレッチ、そして基本的なリラクゼーション法でさえ、神経の痛みを行動的に軽減するのによい方法です。よい知らせとしては、屋外を散歩すれば、あなたは神経の痛みのためになることをしているだけでなく、一般に糖尿病そのもののためにもなることをしていることになるのです。

心血管系疾患：心臓、循環、その他すべてに気をつけて！

心臓疾患は命にかかわります。過去数十年と比較すると心臓疾患による死亡は減少していますが、それでもまだ大きな問題です。[7] 残念なことに、糖尿病患者にとって心臓疾患はさらに大きな問題です。実際、糖尿病患者における心臓疾患のリスクは、糖尿病でない人の2倍高く、また糖尿病の女性の方が糖尿病の男性よりリスクが高いのです。[2、15] ご存じのように、心臓疾患の問題は心臓麻痺を引き起こしかねないということです。さらに心臓麻痺の問題は、糖尿病のない人に比べて糖尿病患者では、より多く死に至る傾向があるということです。しかし、心臓麻痺を回避するのに役立つ、あなたにもできることはありますので、このまま読み進めてください。

◆冠動脈疾患

冠動脈疾患とは、心臓に血液を供給している動脈が徐々に（または急に）閉じていくことをいいます。血管が完全に詰まってしまうと、心臓発作を起こします。喫煙や高血圧、高コレステロール血症のすべてが、相互に作用し合って冠動脈疾患を引き起こします。これらの要素は、糖尿病患者にとってはさらに大きな問題です。この種の心臓疾患は、運動や力仕事をしている際に起こる胸痛（狭心痛と呼ばれます）や胸部圧迫感によって気づくことがしばしばあります。これは、運動や力仕事のときには心臓がより多くの血液を使用しているからです。痛みはあごや頸部、さらに左腕や肩、腋にまであちこち移動する可能性があります。運動していると痛みが起こることがありますが、ただ座っているときや眠りからさめるとき、感情的なストレスからでも起こる可能性があります。もっとも、ときには冠動脈疾患は腹部の不快感や背中の痛みを呈することがあります。ひどい胸焼けのように感じられることさえあります。もしこのような症状があれば、必ずすぐに医師に連絡して相談してください。

医師や医療従事者は、冠動脈疾患の有無を調べるのに役立つ一連の検査をするよう求めてくるかもしれません。検査には心電図（ECG）や心臓超音波検査が含まれます。これらの検査は冠動脈疾患を検出するのに役立ちます。可能であれば、できる限り早期に冠動脈疾患を発見することが非常に重要です。放置したままで病気が進行すると、最終的には心臓麻痺を起こして死に至る可能性があります。

心臓の合併症を治療する方略には、ニトログリセリンやβ遮断薬といった内服薬があります。これらの薬剤は症状を軽減し、心臓麻痺を防ぐのを助けるように作られています。血管形成術も、冠動脈疾患の治療法です。これは冠動脈の径を広げるためになされる処置です。最後に、狭心症状を緩和し心機能を向上するために行われる、冠動脈バイパス手術があります。この外科的処置には、（術後の感染を含め）合併症が起こる可能性があるものの、ほとんどの糖尿病患者では手術がうまくいっています。

◆末梢動脈性疾患

心臓以外にも、動脈は体内の非常に多くの重要な場所に血液を供給しています。その血管が詰まったり障害されたりすることを、末梢動脈性疾患と呼びます。末梢動脈性疾患の症状としては、ふくらはぎなどの肉体的な痛みや皮膚の潰瘍《かいよう》、そして（特に足で）傷の治りにくさが挙げられます。四肢末端への血液循環は、その部位の生存に必要不可欠です。血液循環が減れば、結果として障害が起こります。もし足に向かう動脈が実際に詰まってしまったら、医師は動脈を外科的に掃除することを検討するかもしれません。恐ろしく聞こえますが、多くの人に成果をあげている処置法です。

本章ですでに述べているように、予防が鍵です。心臓の動脈であろうと手足の動脈であろうと、動脈疾患を予防するには、あなたの身体的健康が始まりです。バランスのとれた食事をすること、コレステロールや脂質の多い食品を減らすこと、運動を増やすことが、ほとんどの動脈疾患を防ぐ最初の鍵になります。もしあなたがすでに冠動脈疾患と診断されていたり、もしくは心臓発作を起こしたことがあったりしたとしても、健康な生活習慣にコミットし実行し続けることで、多くの問題はその途中で進行を止めることができます。

性機能障害：親密な関わりを保持する

この項が近づいていることをきっと予想していたでしょう。この項は個人的なことです。また、話題にするのが困難なことです。われわれの多くにとってまごまごすることです。しかし、性機能は人間の行動において欠くことのできない部分であり、その機能障害（順調にいかないこと）は大きな悩みのもととなります。残念なことに、糖尿病があると、性機能障害は非常に一般的に見られます。まずは、この問題によって頻繁に障害を受けやすい男性についてお話しします。その後、この領域で女性が直面する問題や夫婦・パートナー間の性的関係に関連した点について言及します。

◆男性における性機能障害

男性において、糖尿病があると起こる主要な性的な問題は勃起障害です。つまり勃起すること、勃起を維持することが困難な状態です。わざわざ明言する必要はないでしょうが、勃起に関する問題は本当に多くの因子によって規定されています。理論的には、純粋に生物学的な原因と純粋に心理的な原因とがあります。しかしながら、それら二つの因子には複雑な連関があるので、それらをほぐして、分けて考えるのはたいへん困難なことがしばしばあります。言い換えると、勃起障害はペニスへの血流が不足しているといった、勃起のまさに身体的側面に関する問題だけということもあります。しかしながら、勃起にまつわる心配もまた、勃起したりそれを維持したりするのを難しくするのに一役買うこともあるのです。どちらのケースにおいても、勃起してほしいと願っているときに、一度でも勃起できなければ、多くの男性は非常に気に病むので、ますます勃起しそうもなくなるのです。

糖尿病では血液循環が問題になります。この血液循環の問題によって、勃起する身体的メカニズムが良好に作動する可能性が低くなります。残念ながら勃起障害の問題は、特に血糖値が良好に管理されていない場合は、糖尿病に罹患している期間が長いほど増加します。加えて、神経の障害（先述の通り）でペニスの感覚が鈍くなることがありますが、そのせいで勃起しにくくなります。いくつかの心臓の薬、特に血圧の薬によっても勃起しにくくなることがあります。また、うつ病のような心理的問題に対し処方される薬剤は、非常に高い確率で男性の性機能を障害する可能性があります。

この問題の助けとして試みることのできる方策がいくつかあります。初めに、飲酒をやめることにです。飲酒はどんな男性においても勃起能力を損なう可能性があります。禁酒は健康に生活し糖尿病をうまく自己管理するためのよい方法の一つであり、勃起障害を治すのにも役立ちます。勃起の過程を補助するために処方される薬剤もあります（そのうえで物理的刺激も必要です）が、心臓の問題に対する薬を内服している人には危険があります。もしこの種の勃起を促す薬剤の使用に興味がある場合は、処方をしてくれる医師に、自分が糖尿病であることと、内服している薬剤との相互作用の可能性を確実に把握しておいてもらわなければなりません。

他にもまた、勃起障害のある男性を助けるために開発されたたくさんの身体的なデバイスがあります。この話題について話し合うのは不愉快なことかもしれませんが、勃起障害は非常に多くの男性を脅かしており信じられないほどよく研究されている医学的分野であることを心に留めておいてください。あなたには主治医と話し合えるたくさんの選択肢があり、そのうちにはあなたにうってつけの方法があるかもしれません。

◆女性における性機能障害

糖尿病の女性にとって、性機能障害は男性の勃起障害ほど見た目にはっきりとわかることはありません。それでも、女性における性的な問題も、男性同様につらく、混乱させる問題です。この領域で女性が直面する問題の中に、たびたび繰り返されるカンジダ感染症があります。そのせいで性交渉の際に痛みを感じたり、性交渉ができなくなったりすることもあります。カンジダ感染症はよく治療できる病気ですが、感染を繰り返すと、女性は性的もしくは親密な肉体関係を持とうという気持ちになりにくくなる可能性もあります。

加えて、血液循環の障害が、末梢神経の障害や神経の損傷と同様に、膣の潤いや滑らかさを損なう原因となりえます。膣の潤滑が損なわれると、接触に対する膣の感度が弱まり、性的な刺激に対する反応が減弱します。さらに、女性の中には膣の潤滑を性交渉に参加している心理的な証拠だとする人もいます。すると膣の潤滑なしでは性交渉の際に親密さや一体感、女性としての自分が感じられなくなるかもしれません。膣の潤滑がいかに重要かという、こういった基本的な理由を別にしても、これが損なわれると性交渉に痛みを伴うことになります。

最後に、末梢神経障害によって膣周囲の皮膚感覚が消失すると、性交渉における快感を得る機会が減る可能性があります。男性の性的機能障害と同様、これらの問題は深刻な医学的合併症であり、不愉快なことであっても、主治医と率直に話し合うことをお勧めします。しかしながら女性の性機能障害については、男性の場合とは異なり、現時点で治療の選択肢が少ないので、早期発見や予防が鍵になります。

◆性の健康に関する心理学

これまで述べてきた通り、性機能障害は複合的な過程を経て起こるものであり、一つの介入法ではなかなか解決できません。性に関する心理的、社会的関係の側面は複雑で、あらゆる個人や夫婦にかかわってくる、そういった側面のすべてを、ここで取り扱えるとは思いません。信頼や思いやり、受容を含む、性的関係にかかわる心理学的な論点は数多く存在しています。

糖尿病患者の中には、自分に人を引き付ける力や性的魅力がないと感じる人がいます。これは多くの人にとって人に伝えるが非常に難しい感情で、夫婦間やパートナー間での肉体的な親密さを支える性交渉を妨げることもあります。

加えて、ほとんどの人は性交渉を完全に成し遂げるもの、達成するものだと考えるように育っていて（これらの用語は一部のセックス・セラピーの中でさえ使用されています！）、もし自分が期待したように「完遂」できないときには落胆してしまうのです。さらに悪いことには、多くの人はパートナー、もしくは自分自身を満足させることは何なのか、はっきり確信していないのです。

多くの人にとって、これらの話題について話すのはとてもきまりが悪すぎたり恥ずかしかったりします。実際、われわれの多くは、両親、家族、友達、もしくは誰からであれ、性について口にすることは適切ではないときっぱり諭されます。それでも、あなたの弱点をすべてさらして率直に、正直にこれらの話題について話すことによって、パートナーとの関係やあなた自身の性生活に大きな違いが生まれてきます。

糖尿病は、すなわち性的な関係の終わり、というわけではありません。あなたの近所の本屋さんにも、異性との関係性において、実際に性交渉を求めたり必要としない形で、親密な関係を取り戻すための思慮深いアプローチ法について談じている書籍がたくさんあります。五感集中法（sensate focus）はそのようなアプローチ法の一つで、つながりやリラクセーション、恋や愛情を表現する方法としての優しい触れ合いに集中します。このような方策で効果がない場合は、パートナーと一緒にカウンセラーや心理療法士に相談することを考えてみてください。彼らはしばしば、あなた方の状況に、より特効作用のある提案をたくさん持っています。ごく基本的な会話や夫婦間の衝突の回避に焦点を当てたカップル・セラピーによって、パートナー同士が再び性的・肉体的に結びつくことができるようになることもあります。

第2章で述べたように、うつなどの精神的な問題は性機能に深刻な影響を及ぼします。実際、ただ単純にうつ病の臨床症状の一部として性交渉への興味や欲求が減退している人もいます。われわれは、このありふれた心理的な問題についてお話ししてこの章を終えることとします。

うつ：悲しみを感じ、喜びを感じ、感じるべきものを感じる

糖尿病であることについて気が滅入ったり、憂うつになったり、ふさぎこんだり、いつも悲しかったりすることは完全に理解可能なことです。実際、研究者らによると、糖尿病の人が体験する、最もよく認められる精神的な問題の一つは抑うつ気分だとされています[23]。第2章で説明したように、悲しみや気分の落ち込みを感じることは、いわゆる「臨床的うつ」や「大うつ病性障害」とは異なる現象です。臨床的うつは、九つの主要な抑うつ症状のうち半数以上を満たし、しかもその抑うつ症状の大部分を感じないままで過ごせる日が、実際には一日もない状態が少なくとも2週間以上続くという特徴を有する診断名です。症状としては以下のものが含まれます。

1. ほとんど一日中、ほとんど毎日の抑うつ気分
2. かつては、ほとんど一日中、ほとんど毎日、楽しんでいたすべての、またはほとんどすべての活動に対する興味、喜びの減退
3. 著しい体重の変化（食事療法をしていない状態での体重減少、あるいは体重増加のいずれもがありうる）
4. ほとんど毎日の不眠または睡眠過多

5. 動きが非常に遅くなる、もしくは行動があわただしく落ち着きのない感覚
6. ほとんど毎日の疲労感、または気力の減退
7. ほとんど毎日の無価値観、または過剰な（もしくは不適切な）罪悪感
8. 思考力や集中力の減退、決断困難感
9. 死についての反復思考、反復的な自殺念慮、自殺企図、または自殺するためのはっきりとした計画

これは大変なリストですが、このリストの中に、あなたも抱いたことがある考えや感情が見つかるかもしれません。抑うつ気分はそれぞれの人によって実に異なった様相を呈します。睡眠障害や体重の問題といったより「生理的」な様相を呈する症状を多く体験する人もいる一方で、悲しみや罪悪感、集中困難といった「心理的」な問題をより多く体験する人もいます。基本はうつとは経験することがつらい感覚のセットだということです。

糖尿病患者で抑うつ気分を見つけ出すのを困難にしているのは、糖尿病の症状が臨床的うつの症状に、実際多少似ていることです。例えば、混乱と疲労感は、血糖値が良好に管理できていないときの症状としてもありうることですし、うつ病の症状でもあります。一つの鍵となる違いは、われわれがうつ病と診断する症状がある場合には、そういった困難感はほぼ一日中、ほぼ毎日症状があるということ、そし

て、悲しみや抑うつ気分といった他の症状もまた併存しているという点です。よくわからない場合は、医療従事者に相談することができます。その場合、医療従事者には、あなたが糖尿病による症状と臨床的うつによる症状とを識別しようとしているのだということを、必ず話しましょう。

うつの予防は非常に複雑な問題です。非常に困難な問題をも乗り越え、立ち直れる人がいる一方で、絶望のようなものに沈み込む人がいるのは、いったいなぜなのでしょう？　残念なことに、よくわかっていません。専門家たちも、大うつ病性障害に見舞われる人とそうでない人がいる理由ははっきりわからないのです。うつが糖尿病の人で相対的によく認められることを考えると、憂うつな気分を食い止めるヒントがあります。これらのヒントはうつを予防するだけでなく、うつに対する臨床的な介入でも利用できるツールでもあるのです。

◆悲しみやうつにうまく対処する

あなたが、自分が悲しみを感じていたくないと思っていることに気づいたとしても、それは無理もないことです。悲しみは、われわれの多くにとって、体験するのが非常につらい感情です。そのうえ、人と一緒にいるときは悲しい気持ちにならないように、泣きやむように、また、前向きになるようにとよく言われます。この本をここまで読み進めてきた今、悲しみ、もしくは抑うつ気分も、まさに糖尿病にまつわる悩みと同じく単なる感情なのだということに、あなたもすでにお気づきでしょう。それは、あなたが起こってほしくないと願っている他のどのような感情とも同じく感情ですが、ただこの感情は今、ここにあるのです。質問はこうです。この悲しみについて、あなたはどうしたいですか？　ここまで読んでくる前のあなただったら、答えはこうだったかもしれません。「なんとかしてその気持ちを払いのける」。今なら、願わくばあなたの答えに、あなたが価値の指し示す方向に向かって動くとき、この悲しみもともに連れていくことが少なくとも含まれていてほしいものです。

それでは、うつを深刻なものととらえた場合、うつを目に見えないところに追いやるようなことはしないように勧めるのはどうしてか、とあなたは尋ねるかもしれません。その理由は、うつは、現在の心理学的な問題の中で最も研究されている分野の一つであることに、少し関係しています。うつが非常に多い病気であり、実に辛い思いをする人もいることを考えると、研究が進んでいることももっともなことです。そこから導き出された主要な治療法の一つが行動活性化と呼ばれるもので、これは多くの現代的な心理療法において一つの構成要素となっており、抑うつ気分を軽減させる効果が立証されています[13, 16, 18]。この技法は、身体を動かして、あなたにとって有意義で楽しい活動を行うことを意味しています。ただ散歩し運動するだけでも、人が悲しみに効果的に対処する助けになることがわかります。身体を動かすということは、糖尿病を管理するのにとるアプローチに一致するだけではありません。糖尿病管理を成功させるうえで中心的な役割を担っているのです！

屋外で（もしくは仕事場で、その他どこでも）行動したり時間を使ったりして、まさに素直に気分が良くなることが、身体を動かすことによる作用の一つです。行動活性化がそれほどうまくいく、もう一つの重要な要素は、他の人と交流する機会を増やすことです。さて、気分が落ち込んでいる人の多くは、この社会的交流に関する事実について、口をそろえてこう言います。「でも、私は人と交流なんかしたくないのです。そもそも他の人のせいで私はこんなにも落ち込んでいるのです」。たしかに、あなたの生活において、なかには付き合いにくい人もいて、そういった人間関係があなたの悲しい気持ちを構成する要素であるかもしれないというのは、事実かもしれません。けれども、付き合いにくい人ばかりというわけではありません。実際、見知らぬ人とそれなりの人間関係を作るだけで、気分が良くなるのに役立つという人もいます。ここでのわれわれのゴールは、あなたが感じる悲しみをより少なくしたり、まったく感じないようにしたりすることではありません。実際のところは、あなたが感じているものは何であれ、感じていてほしいのです。けれども、われわれが提案したいのは、外に出て、世間をちょっと訪問することです。悲しい気持ちも一緒です。悲しい気持ちも連れて行くのです。そうすると自分の感情が自然にくるくる動き回ったり、最終的に良い一日になりさえするかもしれないことに気づくでしょう。どちらの場合においても、あなたはちょっとしたエクササイズをすることになりますが、おやおや、それこそが、あなたが健康的な生活にコミットする要素なのです。

第9章で読んだ「糖尿病について話す」ことを思い出してもらわなくてはなりません。世の中の誰にでも必ず当てはまるというわけではありませんが、われわれのほとんどは、自分が戦っている事柄について、心の内にしまい込んでいるよりは人に話した方が気分が良くなります。そして、もうおわかりのように、糖尿病の管理を成功させるには、いくつか本当に必死に取り組まなければならないことがあります。人に話すのは大変なことかもしれませんが、しばしばその収穫も実に大きいのです。これまでにお話ししたように、ときとして人はあなたに手を貸す機会をただ待っているだけであったり、またときとして、あなたが狼狽《ろうばい》し、本当に友人を必要としていることに、気づいてさえいなかったりする場合もあるのです。

◆より多くの手助けを得る

もし臨床的うつについて、追加的な支援を利用することを考えているとすれば、利用可能な選択肢はいくつかあります。主な二つの専門的治療が心理療法と薬物療法です。どちらのアプローチ法もうつに罹患したほとんどの人の助けになることが臨床的に示されています。しかしながら、心理療法を薬物療法と組み合わせて利用することによって、もしくは心理療法を単独で受けた場合でも、あなたがうつから脱却できる可能性は大いに高まります。現在の研究によると、薬物療法のみの治療を受けた人の多くは、内服をやめるとうつを再発しやすいことが示唆されています[12]。

まとめ

糖尿病に関連した合併症は数多く存在し、合併症について考えることで、圧倒されてしまう可能性がある。

それら合併症の多くは治療や予防が可能であるが、治療したり予防したりするためには教育を受け、症状に注意を払うことが求められる。

この本に記載されたツールを用いれば、合併症の兆候に注意を払うことができるようになるのに役立つ。たとえあなたが合併症を恐れていたとしても、それによって合併症に伴う問題を治療したり予防したりすることができる。

パートⅣ

今までに得た知識をまとめあげる

∴アクセプタンス＋プラン＝コミットメント

第12章 行動を変革する

この本を通してわれわれは、もしあなたが糖尿病の管理に価値を置く場合に、つらい考えや感情、心配、懸念、動機づけのなさ、不安を抱きながら、同時に糖尿病をうまく管理していくための方法について、その根本をきちんと提示しようとしてきました。また、あなたが自分にとっての価値を生きることができるために必要な情報を、十分に提供しようと努めてきました。例えば、もしあなたが運動療法や食事への目配り、薬の内服によって糖尿病をうまく管理すること、そしてそれを実行するために周囲の人たちから適切な支援を得ることに価値を置いているのだとしたら、われわれは、あなたとあなたの糖尿病にとって最善の方法で取り掛かるための、十分な基礎知識を提供しようとしてきました。

本章と次章でわれわれは、あなたの糖尿病を管理するための最善の方法に関する最新の知見と、あなたが糖尿病の治療をしたくないときに必要とするであろうツールをきちんと組み合わせた独自の計画の中に、あなたの価値を翻訳するお手伝いをすることによって、これらの二つの領域を統合していきたいと思います。

選択

この本の中でわれわれが勧めていることの鍵となる要素は、自分の人生を理由によってではなく、むしろ選択の問題として生きるということです。両者の違いはすぐには理解できないかもしれませんので、「選択」と「理由」という言葉でわれわれが意味することを説明していこうと思います。

理由

糖尿病管理に目を向けると、ほとんどの人はすべての決断を、自分の頭の中にある理由に基づいて下しています。そうした理由には前向きなものも、否定的なものもあります。例えば、「私は自分の糖尿病をきちんと管理すると、自分自身気分がいいのでそうするのです」とか、「日中忙しく過ごした後では体力・気力が残っていないので、糖尿病の管理なんてできません」などです。そういう理由には、ときとしてとても筋が通っていて、理由として見ればごくもっともなものである場合もあります。

原因としての理由

さて、理由を「われわれの能力をもって実行可能ならしめたり不可能ならしめたりするもの」という観点から考えるとすると、そのどこに選択の余地があるのでしょうか？　われわれの目的にとって「選択」とは、理由が何であれあなたが向かう、その方向です。例えば、「自分は糖尿病をきちんと管理すると、自分自身気分がいいからそうしているのだ」と話す人は、糖尿病をきちんと管理しないということも、まだ選択できるのです。さらに「一日の終わりには気力・体力が残っていないので、運動ができない」と話す人は、たとえ十分な気力・体力が残っていなかったとしても、それでもなお外に出て運動することを選択することもできるのです。このことが、われわれが選択という言葉で意味することです。つまり、なぜその方向に向かうべきなのか、または向かうべきではないのかというたくさんの理由を勘案することなく、ある方向に向かうこと、それが選択なのです。

それでは、もしあなたの選択を決定するのがそれらの理由ではないのだとしたら、選択は何によって決定されるのでしょうか？　これが鍵となる問いです。答えは、もちろんあなたの価値です。

考えてみれば、われわれは糖尿病に関係していない分野でいつもこの種の選択を行っています。婚姻関係や公にしている男女関係にあると、たとえロマンスにひかれていたとしても、今のパートナー以外の誰かとロマンティックな関係を持たないことを選択することがよくあります。というのも、われわれはコミットメントの方向にそって選択しているからです。たとえ、余計な仕事が増えたりストレスがかかることがそれを実行に移さないことのもっともな理由になる場合でも、大学に進学したりつらい仕事を引き受けたりするかもしれませんが、それというのも、そこにはわれわれが生活や達成感について価値を置いているものに関連した、より高次の意味があるからです。

それでは、理由があってもなくてもわれわれは選択できると言いつつ、このことについて奇妙に話すその理由は何なのでしょうか？　それは、「理由」にたいへん強制力があるからです。われわれは、そこにある理由だけによって選択しているかのように感じることがよくあります。われわれは、最も理にかなったやり方で人生を概念化しています。「これがあれを引き起こす」という理屈です。上述した例でいえば、われわれは、二人の関係に及ぶ結果やケンカになるだろうという理由で、自分がパートナーを裏切らないと理解しています。また、もっとお金を稼ぐとか特定のレベルを達成するといった実際的な必要性のために、大学に進学したりつらい仕事を引き受けたりするのだと理解しています。

「原因と結果」の考え方を捨てること

理由の持つ強制力を考えると、行動を選択するための能力から、理由を分離することが特に重要です。

もし能力と理由が結びついたままだと、理由が変われば直ちに価値が指し示す方向への動きも変化します。もしあなたが、自分の気分が良くなるからという理由で糖尿病を管理しているだけだとしたら、仮にある朝目が覚めて、糖尿病の療養ではすでに自分の気分がよくなるわけではなくなっていたとしたら、何が起こるでしょうか？　いまや糖尿病の療養行動で気分が良くなるどころか嫌な気分になるのに加えて、これまでずっと努力してきたにもかかわらず合併症を発症していることに気づいたらどうなるでしょうか？　もし最初の理由から、結果として自分自身をケアしていたのであれば、今やこれ以上ケアをする「理由が存在しない」状況であるとするのが、論理的でしょう。もし合併症を発症したことでさらなる問題が引き起こされるとしたら、そしてそれがあなたがセルフケアに対して一貫していられなくなったせいだとしたら、これは特にマイナスな結果になるでしょう。

しかしながら、もし糖尿病を管理することが健康な人生を送るためのあなたの価値に合致しているので糖尿病の療養を行っているのだとしたら、理由が何であれ、またもし仮に強制力のありそうな新しい理由がでてきたとしても、大した問題ではありません。あなたは、自分の価値の方向へ前進し続けることができるのです。

戻ってきたチェスボード

あなたとあなた自身の価値にこの考えを応用する方法の一つとして、第5章で紹介したチェスボードのエクササイズに戻って考えることができます。チェスボードについて、それがあなたであり、チェスボードは二つのこと、つまりコマを盤上に保持しておくことと好みの方向に移動するという二つのことができるものだとお話ししました。盤上のコマは、肯定的なものであれ否定的なものであれ、あなたが持っているすべての思考や感情であり、チェスボードが進む方向はあなたの価値によって決定されるのでした。あなたは、チェスボードの上にある「理由」がたとえ何と言おうと、自分の価値が示す大きな方向にチェスボードを移動する選択をすることができるのです。実際に、ときには否定的な思考や感情（「私はもう決して自分の糖尿病をコントロールできないだろう。なのにどうしてこれ以上努力をしなければならないのか？」）が盤上の陣地争いに勝つかもしれませんし、またあるときには肯定的な思考や感情（「私は本当に自分の血糖値を正常範囲内に維持することができる」）が勝つかもしれません。これはチェスボードのコースを決定するものではまったくありません。というのも、チェスボードの方向はあなたのゴールと価値によって、あらかじめ決定されているからです。

バスに乗ったモンスター

ACTの中の重要なメタファーの一つが、「バスに乗ったモンスター」のメタファーです[11]。多くの人が、このメタファーが選択と理由の役割について区別するのに役立つと認めています。自分の人生というバスの運転手になったと想像してみてください。バスの運転手として、あなたは自分が旅するルートを決定し、たくさんの旅行者を運んで回ります。さて、バスに乗っている旅行者の大部分は友好的な人たちですが、後方座席にはたいへん恐ろしい人が二、三人います。後方座席の旅行者はモンスターのような外見をして、武器を手にして恐ろしげな黒服に身を包んでいて、本気のようです。

続いて、あなたが自分のルートにそってバスを運転していると、後方座席でモンスターが少し落ち着きをなくし始めたことに気づきます。そしてあなたがそのまま運転していると、信号機が近づくたびに右に曲がれと後方から大声で言ってきます。あなたの計画では左へ曲がるのですが、もし右に曲がれば、モンスターたちは後方座席にとどまって、あなたに余計な手を出すことはないだろうと考えます。しばらくすると、モンスターたちは再び右に曲がれと後方座席からどなってきます。もし何もしなければ、ルートを外れてしまうと心配して、モンスターに今回は右ではなく左に曲がるつもりだと話します。これはモンスターたちをさらに煽《あお》り、彼らがバスの前方までやってくるのであなたは無視できなくなります。彼らはふんぞり返って、「右に曲がらなければ何か悪いことが起きるぞ！」と叫びます。モンスターたちは非常に恐ろしく見え、かつ本気らしいので、あなたは彼らの言うことを信じ、たいしたことではないと決めます。そう、あなたは右に曲がるのです。

しばらくたつと、あなたにも想像がつくように、交差点で常に右折することになり、モンスターたちがバスの前方までまたやってくることはないものの、その一方であなたは彼らのことを考えずにはいられなくなります。あなたのルートを決定しているのは疑いもなくモンスターたちです。あなたは気づいていませんが、モンスターたちは恐ろしく見えますが、その一方で実際にはあなたを傷つけることはできず、彼らのできることは、あなたに感じたくないことを感じさせたり、あなたが人生を前向きに進むかわりに後戻りするよう、そのような感情に命令させたりすることだけなのです。運転手として、あなたはそれらのモンスターたち全員（つまりは理由）に対し、バスを乗り変えるか、バスを降りることを望んでいます。その時点では思い出すのが困難なもう一つの解決法は、たとえモンスターたちがなんと言おうとあなたは左折することを選択でき、モンスターたちは扱いにくく恐ろしいけれども彼らはあなたを傷つけることができないということです。

トニーのバス旅行

われわれの患者であるトニーは、乗っているバスのコントロールを、モンスターたちがどのようにして奪ったのかという、よい例です。トニーは全人生を通じてずっと体重と戦ってきましたが、その結果として、35歳にして2型糖尿病に罹患しました。何よりもまず、トニーは健康に満ちた人生を生きることを望み、人生のすべての瞬間を楽しみたいと思っていましたが、彼の考えつくことは減量し、自分の健康を管理下に置くようになるまでは実行するのが不可能なことでした。トニーは自分が糖尿病であることを知ったとき、自分の人生が非常にコントロールから外れたものであること、そして自分が夢見ていたのとはたいへんかけ離れていることを非常に恥ずかしく思いました。彼は自分が糖尿病と診断されたことを誰かに話すのをためらい、厳格な食事療法と運動療法へとその身を投じることで、自分自身の力のみで糖尿病を管理しようと試みました。当然ですが、このつらい日課に熱中するのは長続きせず、トニーはすぐに自分の健康を管理下に置こうとしてうまくいかなかったこの最近の失敗も、自分の恥として加わったのです。

初めてわれわれのもとを訪れたとき、トニーは、ずいぶん長い間右折し続けていたので、恐れていることと価値を置いていることを決定するのにしばらく時間がかかりました。ある日は、トニーは自分の健康を管理し、配偶者を見つけ、家族を持って身を固めて落ち着きたいと言いました。また別の日には、今ある状態にとどまる方がよい、つまり友情やその他の大切な人間関係からくる複雑なことが少ない生活で楽しいと言っていました。最終的に、トニーがわれわれと面談している間でさえ、「もう一度挑戦して、また失敗することへの恐れ」という名のモンスターがバスを乗っ取ろうとしているのだということが明らかになったのです。

トニーのバスと健康のコントロールを本当に取り戻すためには、自分が糖尿病患者であることと、絶対的な意志の力でもってしても糖尿病をうまく管理できないでいることに対して抱いている戸惑いと同様に、そういった恐れをも実際に感じなければなりませんでした。われわれが「選択」について話したとき、トニーは理由（恐れと戸惑い）がバスを運転している一つの領域が、友人や家族に自分が糖尿病に罹患したことを話すのを回避していることだと認識しました。もし友人や家族に話したら、何を体験しなければならないのだろうかということについて話し合ったとき、トニーは自分がたいへんな恥と戸惑いを感じなければならないだろうと話しました。われわれが、たとえもし恥と戸惑いを感じなくてはならなかったとしても、友人や家族に話すことを選択できるかどうか尋ねたところ、トニーは、自分はできると思うと答えたのです。

当然のことですが、トニーが糖尿病について友人や家族に話すという体験は、これまで彼が想像していたほどには悪いものではありませんでした。次の面談にやってきたとき、トニーは、友人や家族の支援と準備によって勇気づけられたと感じ、人生において左折すべき他の領域を見つけるために準備ができていると感じていました。戸惑いについて尋ねたところ、彼は、それはとてもつらくて、モンスターたちが自分を脅かそうと始終バスの前方座席に間違いなくやってきていたと話しました。しかし、彼はすぐさま「これまで実際に戸惑いのせいで死んだ人はいない」と認識したのです。

行為としてのウィリングネス

第6章でウィリングネスの概念を取り上げたとき、ウィリングネスの役割を感情ではなく、行為であると強調しました。ウィリングネスという行為とは、行動変化を引き起こすということがすべてです。つまり自分の人生において、たとえそうすることが不快や不確実性を意味していたとしても、自分の足で「進んで〜する」ことなのです。われわれは「自分の足で」と言いましたが、それというのは、これまでの章でお話ししたように、ときに頭では必ずしも「進んで〜する」つもりがなく、「進んで〜しない」ために持ち出すことのできる理由がたくさんあったとしても、自分の足ではいつも「進んで〜する」ことができるからなのです。

ジャンピング

「糖尿病をよりよく管理するために、自分の人生において、自分の足で進んで変化を起こす」ということによって、われわれが何を意味しているのかを表現するための最も良い方法の一つは、ジャンピングのアイデアです。(11) もし飛び込み台や崖の上から水の中へ飛び降りた体験をお持ちなら、あなたはおそらく飛び込むのがいいのかどうか恐ろしく不安になってくる感覚を知っているでしょう。しかしそれでも飛び出すのです。われわれは年をとるにつれて、「飛び込み」をすることは減りますが、子どもの頃飛び出したときの感覚がどのようであったか、いつでも思い出すことができます。ときに飛び出す直前の瞬間がたとえどんなに恐ろしくても、その飛び出すことすべてが価値あるもののように思われる体験には、とても爽快な何かがあるのです。

木の上や崖から飛び降りていた日々はすでに過ぎ去ったかもしれませんが、われわれはあなたが糖尿病とともにある人生を改善するために行動を変革することについて考える手助けとなるよう、ジャンピングのアイデアを利用したいと考えています。あなたが何かから飛び出すとき、中途半端はありません。つまり、半分だけ崖から飛び出したり、片足を残したまま一本の足で崖から飛び出したりはできないのです。また、高い場所から飛び出すとき、そこにはしばしばたくさんの恐れがありますが、それでもあなたはそのすべての恐れとともに飛び出すことができ、そして最初に不快感があったとしても飛び出すことは価値があるかもしれないのです。加えて、飛び出す場所がどれくらい地面から高いかは問題ではなく、行為は同じです。崖からでも、ビルからでも、ベランダからでも、イスからでも、一枚の紙の上からでも、どこからでも飛び出せるのです。飛び出すという動きそのものはまったく同じです。最後に、誰もあなたに飛び出し方を指導することはできません。それはあなたが体験から学び取るものです。

半分だけのウィリングネスはない

こうした飛び出すことの特性を用いて、自らの足で「進んで〜する」ことについて適切に考えることができます。まず、ウィリングネスは中途半端にできるものではないということです。もしあなたが100%ウィリングになるのでなければ（忘れないでいてほしいのですが、ここでのウィリングネスとは行動であって、感情ではありません）、それではあなたはウィリングになってはいないのです。不完全なウィリングネスのよい例を、シェイラという患者に見ることができます。シェイラは最近2型糖尿病と診断された42歳の女性で、糖尿病をよりよく管理するために行動を変革する手助けを求めてわれわれのクリニックへやってきました。彼女は、糖尿病の話題になると、なんでもよく知っていました。彼女はまさにありとあらゆる種類の食品についてのカーボカウントを完全に把握していましたし、また血糖値をどのように、またはどれくらいの頻度で測定すべきか正確に把握していました。たとえ血糖値が異常高値だったとしてもすべての数値を血糖値ノートに細々と記載し続けていましたし、運動療法や筋肉トレーニングが自分の糖尿病にどのような影響を及ぼすのか正確に把握していましたし、いつ、またどのように薬を内服すればよいのかを知っていました。端的に言うと、われわれのクリニックの糖尿病患者教育教室で教鞭《きょうべん》をとることができそうなほどだったのです。

それではなぜ、シェイラはわれわれに面談を求めてきたのでしょう？　それは、彼女に飛び出すつもりがなかったからなのです。彼女は非常用のクッキー箱を食器棚に常備していて、彼女が改善しなければならない行動であると認識しているどのような行動の変革も、実際に起こすことから自分の一部を切り離し続けていたのです。われわれがその理由を質問したところ、彼女は、そのような行動の変革を本当に実行し始めたら、失敗したとき自分が非常に傷つくだろう、と言いました。彼女は、もし自分がいつもその手にクッキーの箱を持っていたなら、自分の意志を変える手段をいつも手にしていると知っていることになり、すべてはそれほど圧倒されることでもなくなる、と言いました。ここでの問題は、シェイラが常に非常用出口を確保していたために、決して現実には自分の足でウィリングになってはいなかったということです。すでに指摘したように、片足を崖に残したままでは飛び出すことができません。

恐れとともに飛び出す

自分の足でウィリングになるときに反映される、飛び出すことのもう一つの側面とは、たとえもしあなたが自分のゴールに到達し、大望を成就できるかどうか自信がなかったとしても、それでもなお足が向く方向へと自分の足で進むことにウィリングになることができるという事実です。恐れや恐怖を抱きつつも飛び込み台から飛び出すことができるように、あなたが自ら進もうとする方向に向かうとき、一緒に恐れや確信のなさも持っていくことができるのです。このアイデアは、また別の患者であるクリスの例がよく物語っています。クリスは38歳の糖尿病患者で、われわれのクリニックに紹介されてきた理由というのは、糖尿病に関連した心血管系疾患の初期段階を発症しているのにもかかわらず、禁煙することができなかったからです。クリスの心血管系疾患の発症には喫煙が直接影響しており、彼の主治医は、もし禁煙して糖尿病管理が改善されなければ下肢を失う（あるいはもっと困ったことになる）危機に瀕している、ということを年余にわたって彼に説明してきていました。しかしクリスは、いくら挑戦しても禁煙することができなかったのです。

禁煙するにあたってクリスが抱えていた困難の一部には、喫煙を含め、彼の積み上げてきたたくさんの慣習がありました。まず初めに、クリスは朝、タバコを買うために職場の近くの雑貨屋でいつも足を止めます。クリスは、これまで禁煙しようとした際に、その雑貨屋の前を通り過ぎるときにタバコを吸いたいという衝動が我慢できないほどに高まることに気づいていました。その欲求があまりにも強かったので、まさにその場所で、クリスはしばしば禁煙の試みを断念していたのです。

クリスが話してくれたところによると、こうした欲求に加えて、彼の仕事は非常にストレスフルで、1日に数回タバコを吸ってリラックスするために休憩をとるとのことでした。クリスが禁煙しようとしている期間に気づいたのは、タバコ休憩をとらないがために、1日が終わる頃にはそれまでよりもっとストレスと疲労を感じていたということでした。それで、勤務日にストレスを感じ始めると禁煙をあきらめて雑貨屋に向かい、（もしその日の朝、雑貨屋のそばを歩いているときにすでにそうしてしまっているのでなければですが）タバコを1箱買ってしまうのです。いったんタバコを買ってしまうと、彼には自分が1箱の最後の1本までタバコを吸いきってしまうだろうということが、まざまざと思い浮かぶのです。

クリスの物語は、自分自身の足でウィリングになるには、たくさんの恐れを抱えたままで、地上から高い所にある場所から飛び出すのと同じ行為が必要であるということがどういうことかを示すよい例です。この二つの例にあるように、あなたがあなたのしたいことをするために、抱えていたくないような体験（恐れや欲求）に進んで耐えようとする必要があります。クリスの例では、とても強い渇望や不快感を体験しなければなりませんでした。欲求や不快を感じながらそれでもなお飛び出す代わりに、クリスは飛び込み台を降りて、自分の不快感を軽減するためにできることをしようとしたのです。端的にいうと、クリスは自分の価値に向かって進むのではなく、むしろ、渇望を持ち続けることから遠ざかろうとしたわけです。

ジャンプはジャンプ

自分の足でウィリングになることに類似した、飛び出すことのもう一つの側面は、どのような大きさのものからでも飛び出すことができるし、しかもどの高さから飛び出したのであってもジャンプはジャンプだという事実です。ジャンプの動きは、一冊の本の上から飛び降りたのであろうと崖から飛び降りたのであろうと変化することはなく、この要素はまた、あなたの足でウィリングになることにも当てはまります。患者がわれわれのもとを訪ねてくる際しばしば、糖尿病をよりよく管理するために、ありえないくらい目覚ましい成績をあげようと挑戦してきていることがあります。１日に８００キロカロリーしか食べず、毎日2時間ランニングしようとするのですが、当然それは失敗します。そのような極端な行動を継続するのはほとんど不可能です。

われわれはよく、こうした患者やわれわれのクリニックの患者すべてに、ウィリングネスは長期間成功を達成するために重要な筋肉であり、そういった筋肉は何度も繰り返しウィリングネスの練習をすることによって鍛えられる、ということを思い出してもらいます。この意味は、本から飛び降りるだけのようなどんなに小さな一歩であっても、自分のゴールを長期間達成しているための出発点としては、それが最良の出発地点なのだということです。

ジャンプは口先のものではない

最後に、ウィリングネスにおいて反映される、飛び出すことの最後の側面とは、飛び出す方法を誰もあなたに指導することができないという事実です。子どもに階段の一段目から飛び降りる方法を説明しようとしているところを想像してみましょう。ジャンプに含まれるそれぞれの動きを描写することはできるかもしれません。例えば、「初めに30度くらいだけ膝を曲げます。それから階段から足が離れるまで、足裏のふくらみを階段から突き出します。それから足を階段から持ち上げて離しますが、足をすぐまた元の状態に戻して、着地するために身体の下に足がくるようにします」。たとえもし、一つひとつのステップをすべて描写して示すことができたとしても、子どもはあなたが「30度」とか「足裏のふくらみ」、その他指導に含まれるたくさんの言葉で意味したことを理解するのはおそらく無理でしょうし、結局のところ、あなたはたぶん子どもの足を動かしてやらなければならず、言葉で説明するのを完全に断念しなければならないでしょう。

同じように、この章でウィリングネスという言葉によってわれわれが意味するものを描写するのに最善を尽くすことはできるのですが、しかし結局のところ、ウィリングネスを完全に理解するためにはあなたが実行しなければなりません。あなたの足でウィリングになるとは体験であって概念ではありません。したがって、われわれはウィリングネスという語で意味するものを描写しようとすることはできますが、それは体験することによってのみ実際に身につけることができるものなのです。

行動の慣性力

困難な行動の変革をするとき覚えておくべきことは、一番の努力が求められるのは変革を開始するときだということです。それが禁煙であれ、運動療法であれ、正しい食行動であれ、定期的に血糖値を自己測定することであれ、どのような生活習慣の変化についても、改善に取り掛かることはその変化を維持するよりも、一般にはずっと難しいことです。諸々の事情で定期的なスケジュールが中断してしまったら、その行動をもう一度開始しなければならないので、それを定期的なスケジュールにすることは再び困難になります。しかし、いったん行動が進んでいくパターンを手に入れてしまえば、われわれが「行動の慣性力」（訳注：専門的には「行動的モメンタム」と呼ばれ、状況の変化に対して行動が示す抵抗力を意味する）と呼ぶものをあなたは手に入れることになります[20]。

「行動の慣性力」の文字通りの意味は、新しい行動を始めるとき、その行動を始めて一定期間がたてば、一つの習慣を築き上げたことになる、ということです。いったん習慣化してしまえば、その習慣が前向きなものであろうと、否定的なものであろうと、定期的にその行動をとるのがそれだけ容易になります。したがって、行動を変革することが今は困難に感じられるかもしれませんが、それも行動の慣性力を味方につけるまでの時間の問題なのです。そしてテレビの前に座り込んでポテトチップスを食べる習慣を身につける代わりに、夕食前に散歩する習慣を身につけるようにできるのです。

このような行動の慣性力を利用するためには、もちろん、新しい行動や生活習慣の改善に着手しなければなりません。われわれがこの本を通してずっと説明し続けたように、新しい行動や生活習慣の改善に着手しようとすると、失敗への恐れから「絶対よくなんかならないだろう」という考えに至る、たくさんの「理由」や「チェスのコマ」や「バスの乗客」がよく出てきます。そしてこれもここまでの章で述べてきたことですが、そのようなバリアを乗り越えるための最も重要な武器は、そういったつらい思考や感情をすべて抱えながらも、新しい一歩を踏み出す練習をすることなのです。

一歩踏み出すために、第6章で試みた（もしくは考えていただいた）ウィリングネス・エクササイズをもう一度やってみることを提案します。このエクササイズでは、実施可能だけれども、心の中にいろいろな不快な思考や感情を呼び起こすであろう小さな一段のステップを考えるように求めましたが、そうすることによって、あなたはつらい思考や感情に対して違ったやり方で対応することを練習し、自分の価値の方向へと進むことができるようになったのでした。

あなたは自分自身で設定したゴールに到達することができましたか？　もしあなたが達成できていなかったとしてもかまいません。ゴールに到達するつもりだったけれども、完遂できなかったとしてもかまわないのです。そういうことは、われわれのクリニックを訪れる患者にさえ、かなりの割合で起こることです。もしあなたが試みていないとしたら、もう一度あなたがどのようなバリアにぶつかったのかを見直してみることに価値があります。試みたのだとしたら、それはどのように進んだのでしょうか？　不快な思考や感情が浮かんできませんでしたか？　もしそうなら、あなたはそれにどのように対処したのでしょうか？

最終的に自分で設定したゴールに到達できたかどうかは別にして、今はあなたの価値の方向へと前進し続けるときです。これを遂行するためには、人間関係や、自分の時間に何をして過ごすのか、また健康に関するあなたの価値という観点で、自分にとって最も重要な意味を持つことは何かを考えるための時間をとることを、もう一度あなたにお勧めします。

前回のエクササイズで自分の立てたゴールに到達できていなかったとしたら、あなたの価値の方向という観点から見て最も意義深いことは何かを考え、その方向へと前進するためにあなたが達成可能だと考えられるちょっとしたゴールを一つ考え出しましょう。この「左折」は、またもやモンスターたちをバスの後方座席から連れてくることになるかもしれません。しかしつらい思考や感情にただ気づく能力を高めてきたことや、これまでやってきたマインドフルネスのエクササイズによって、そういった不快感が存在したとしても今回はバリアにならないと期待できるでしょう。

ウィリングネス・エクササイズⅡ

もしあなたが最初のウィリングネス・エクササイズで自分の立てたゴールを達成できたのなら、もうワンステップ進めることができるかどうか、やってみましょう。今回は前回よりももう少し高いところから飛び出せるかどうかをみてみるのです。今すぐ達成できなくてもかまいません。ただ、その行為を試みるにあたって、通常はバリアとして作用するであろう思考や感覚、衝動を感じたり体験したりせざるをえないようなゴールを設定すべきだということを覚えておいてください。そしてあなたが試みようとしていることを、糖尿病用ノートに書き留めておきましょう。

さあ、実行するために、あなたが進んで持っている必要のある、思考や、感情、もしくは衝動とは何か、書き留めておきましょう。

まとめ

長期的な行動の変革には、それ以外の行動をするどんな理由があったとしても、自分の価値の方向へと前進することを選択することが含まれる。

あなたが行動を変革し続けたくないときでさえも、自分の足でウィリングになるためには、高い場所から飛び出すのと同様のたくさんの要素が必要である。

第13章 立ち上がり、コミットする

患者がよく尋ねてくることの一つが、この治療法の名前の意味です。われわれはこの治療法を「アクセプタンス&コミットメント・セラピー（Acceptance and Commitment therapy：ACT《アクト》）」と名づけました。患者がわれわれ治療者と面談しているとき、治療の最後まで到達しないうちに、患者はわれわれが「アクセプタンス」という言葉で意味することは何かを、もう理解したと言います。われわれがずっと話してきたことの目的は、あなたが本当は受け容れたくないものであったとしても、思考や感情を受け容れることであり、そうすることによって、あなたは価値の方向へ進むことができるのです。

しかし、「コミットメント」という概念は、わかりにくいことがしばしばあります。グループ治療の初めに「コミットメントの問題」を抱えているのでこの治療に参加したと表明した患者を担当したことがあります。この患者の説明によると、彼はこれまで人間関係が深くなってきたと感じられるとその人間関係を終わらせるということを何度もしてきたので、人間関係の問題を受け容れ、その結果として糖尿病治療に集中できるようにと、主治医が彼にこのグループ治療に参加することを提案したということでした。

この患者（そしてその主治医）はおそらくこの治療の名前に含まれる言葉についての一般的な定義に基づいてグループの目的を推測したのでしょうが、彼はある意味でのポイントをとらえていました。つまり、われわれの大多数と同じように、彼はたしかに「コミットメントの問題」を抱えており、主治医は彼がその問題を扱う手助けとなるようにこのグループに参加することを提案したのだということです。もちろん、われわれが「コミットメントの問題」というとき、この患者が考えていたと思われるような長期間にわたる人間関係にコミットすることの難しさということを、必ずしも意味しているわけではありません。われわれが言いたいのは、生活習慣の改善にコミットし、それを維持し続けるのはほとんどの人にとって非常に難しいことであり、そういう意味で、われわれはみなコミットメントの問題を抱えているということなのです。

行動の変革について語る際にわれわれが「コミットメント」という言葉を使用する理由は、われわれみんながよく知っていることです。それは、行動を変革しなければならないと知ること、そして行動を変革する際に邪魔をする可能性のある否定的な思考や感情のすべてに対してマインドフルであるためのツールを持っているということでさえ、まだ物事の一面にすぎないということです。それに対して、来る日も来る日もそういった変革を生活の中で実行していくのは、まったく別のゲームです。変革を永続的なものにするためには、何かいつもと違う特別なものが必要なのです。その特別なピースが、われわれが「コミットメント」と呼ぶものです。つまり、どのような理由が出てこようとも、変革することにコミットすることです。

　コミットメントが糖尿病に関連した行動にどのようにかかわってくるかを示すよい例が、ナンシーの症例です。ナンシーは53歳の女性で、初めて2型糖尿病と診断された際に、行動を変革する手助けを得るためにわれわれのもとに紹介されてきました。たった2〜3週間ナンシーと取り組んだだけで、われわれには彼女がこのアプローチに生来向いていることがはっきりわかりました。ナンシーはたいへん速やかに、自分の思考と感情を「思考」と「感情」として気づくことができるようになり、自分の価値の一つひとつの側面についてとてもはっきりと明らかにできたので、われわれはそれほど長い間ナンシーの治療をすることはないだろうと考えました。ナンシーが良好な糖尿病管理へ至る道にたどり着くのには数回の面談しか必要ないだろうと思ったのです。

　しかしながら約1カ月後、ナンシーの糖尿病療養には心配なパターンがあることに気づき始めました。彼女は甘い物を週2サービングまでに制限すること、1日に摂取する緑黄色野菜を0サービングから2サービングにまで増やすこと、出勤前に毎朝45分間歩くことなど、自分の健康に関連した価値やゴールをはっきりと定めていました。毎回の面談の後1～2日の間は、ナンシーはそれらのゴールを忠実に守って素晴らしい努力をしようとするのですが、それが過ぎると彼女のやる気は萎え、われわれのもとを再び訪れる頃には努力をすべて断念してしまっているのでした。それでわれわれは、何が有効で、何が有効でなかったのかについて話し合い、「もし完璧にゴールを目指さないのであれば、全部投げ出してしまった方がましだ」と言ってくる彼女の思考を置いておく場所を用意する手助けをするのに時間を費やしました。もしナンシーが、バスにそれらの思考を乗せておくことができたら、つまずくことがあるとしても、それでも自分の価値の方向へ進むことができたでしょう。しかしいくらやってみても、ナンシーは帰って数日の間は自分の立てたゴールを達成し、その後まったく初めからの繰り返しになるのでした。

われわれはまもなく、原則を理解したりゴールや価値を定義づけたりすることはナンシーにとって問題ではないと認識しました。問題は、それらの生活習慣の改善にコミットすることだったのです。彼女は面談後の2～3日間は多少生活習慣を改善しましたが、それはただわれわれのところに次に来たときに自分が療養に成功したと報告できるようになるためだけで、意義深く価値に導かれた生活にコミットするためではなかったのです。ナンシーが同じ結果に陥って次の面談にやってきたとき、われわれは彼女の行為にまったくフィードバックを行わないように気をつけました。面談時間のほとんどを、彼女にとって意義深い人生とは何かについて話したり、彼女が想像しうる最も意義深い人生の一日を思い描いて物語を書いてもらったりして過ごしました。ナンシーは、この課題に取り組んでいくと、われわれを満足させるアイデアや自分で設定した気まぐれなゴールを満たすことよりも、むしろ、ジャンクフードの摂取を減らしてもっと健康的な食生活を送ったり、もっと運動したりすることを含む生活を送ることにコミットしたいと望んでいることが、すぐに確認できました。

ナンシーの例は、ただ行動の変革を行うだけではいかに不十分かをよく示した例です。この時点で必要なもうワンステップは、困難であったり道を外れてしまったりしたときでさえ、自分の価値の方向へと進むことにコミットし続けることなのです。

コミットする

コミットするという概念は、理論上はすばらしく思われるのですが、実際にはどういったことが含まれているのでしょうか？　以下に、コミットメントに含まれる過程をいくつかのステップに分けて示します。そのすべてのステップがすべての症例で適用されるわけではありません。例えば、外部からのサポートやサポート・グループを利用することなしにコミットしたり行動の変革を行うことを選択する人もいますし、そういったサポートが、どのようにコミットしそれを維持するのかという点で欠かせない重要な要素になる人もいます。

あなたが何にコミットするのかを口に出す

ここでのわれわれの目的としては、コミットするうえでの第一ステップはあなたの価値を定義づけ、その価値がどの方向へとあなたを導こうとするのか決定することです。あなたが何に自分の価値を置いているのか決定する手助けをするという、この本とわれわれの努力において焦点を当ててきたのは、この第一ステップの大半の部分です。この旅をやり遂げるまで、自分たちにとって重要なものがどんなものなのかはわからないことがしばしばありますし、行動という観点においてたしかに重要だと考えられるものが自分に欠けていることに気づくのを恐れて探求してこなかったトピックであることもよくあります。

いったんあなたの価値が定義づけられると、第二ステップは価値の方向への前進にコミットすることです。これは手に負えないことに感じられるのかもしれません。われわれは、患者が自分の価値に強力にコミットするのではなく、むしろ自分の価値を単純に考慮に入れてどのように行動すべきかを決定する傾向があるということに気づくことがよくあります。このステップを上るのに苦労した患者の一人がアレックスです。アレックスは45歳の2型糖尿病患者ですが、まったくコントロールできていない血糖値をうまく管理するための手助けを求めて、われわれのクリニックにやってきました。ナンシーと同様に、アレックスは自分の思考や感情に難なく気づき、共同作業で価値を明確化する段階において、彼にとって何が重要なのかをはっきり定義づけすることができました。アレックスには二人の小さな子どもがおり、二人が成長し、結婚し、孫を産むのを見守るために、行動を変革しようという高い動機づけを持っていました。

しかしながら、コミットメントの段になると、アレックスは突然とても不安に感じてしまうのでした。このためらいが何に対するものなのかを検討していたときに、アレックスは、一度行動を変革することにコミットしてしまったら、逃げ場がなくなってしまうと話しました。つまり、行動の変革がたいした問題ではないと自分を偽ることがもうできなくなってしまうし、自分がクッキーを一袋丸ごと食べてしまったとしても大きな問題ではないと自分を偽ることができなくなってしまうというのでした。アレックスは、そんなふうにコミットしたり、可能な限り長期間にわたって自分の子どもたちの人生の一部となって生きるという自分の欲求にコミットしようとしたりすると、失敗するたびに恐ろしい気分になってしまうだろうし、自分の人生の中で一度にすべての行動変化を起こす準備が本当にできているのかどうか自体、よくわからないんだと話してくれました。

アレックスが心配することは、われわれにもとてもよくわかりました。ある変革を起こすことに、意義深い人生になるかどうかがかかっているとしたら、そのプレッシャーは、本当に圧倒的なことでしょう。もしそのような変化を起こせなかったとしたら、もしくは失敗してしまう日が数日あっただけでも、彼が意義深い人生を生きるという考えをあきらめかけているかのように感じられるでしょう。この後、失敗をどう理解するかについて話しますが、ここでは、ある特定の結果にコミットすることを目指しているのではないということを思い出すことが重要です。つまり、コミットメントのポイントは、あなたの価値の方向へ向かって人生を生きることにコミットするということなのです。コミットメントとは、あなたを脅すためのものではなく、あなたの行動を導く手助けになる一つの方法であり、あなたの人生に素晴らしい物事を届けてくれるものなのです。

役に立つことをする

コミットすることについて話すときにわれわれが意図していることを表現する最良の方法は、おそらく「あるものが人生においてあなたの役に立つものなのかどうかを決め、役に立つものの方へと進むことにコミットするというアイデア」でしょう。「役に立つ」という言葉でわれわれが意味していることは、それによってあなたが自分の価値を生きる方向へと導かれるのか、遠ざけられるのかということです。アレックスのケースでは、彼の価値という観点から人生において彼のためになる行動とは、クッキーを一袋丸ごと食べたくなったときに散歩することであり、毎日糖尿病をうまく管理することです。われわれは、そのような特定の行為にコミットするよう彼に言うというより、むしろ、彼が失敗しようと成功しようと、彼が向かっている方向にそれらの価値を定めることにコミットするかどうかを問うのです。

そのことについて話す

どのようなタイプのコミットメントだとしても、重要なもう一つのステップは、それについて話すことです。あなたのコミットメントについて話すことはいろいろな意味合いを持ちますが、その中から二つ、人生でかかわる人に話すことと、サポートを得ることを例に挙げて、以下に説明します。本質的には、あなたのコミットメントと価値について話すことは、自分のためになる方向へとあなたが進み続けられるように、人にあなたを手助けしてもらえるようにする一つの方法です。このことは、糖尿病患者にとっては、一日の中で価値づけられた行動にかかわる決定を下していく回数がとても多いために、特に重要です。例えば、良い健康状態と良い糖尿病管理という自分の価値に見合った方向に進むことにあなたがコミットしているということを他の人にも知らせれば、あなたが道を踏み外さないようサポートしてもらうよい機会をその人に与えることにもなります。

◆あなたの大切な人に話す

コミットメントについて話すのに最も重要な相手は、おそらくあなたの人生にかかわる人でしょう。友人であれ、家族であれ、同僚であれ、あるいは近所の人であれ、あなたを取り巻く人々に、あなたにとって重要なことや、自分の価値にそって生きるために不愉快なことも進んで体験するという意志を知ってもらうことは、コミットされた行為を継続できるようになるためにしばしば重要です。

しかしながらたしかに、人生でかかわる人たちに、あなたのコミットメントについて話すことによって、見通しが立てづらくなってしまうことはよくあります。友人や家族に話すことは、価値づけられた選択をするためにサポートしてもらう機会を得られるかもしれませんが、同時に批判と評価の機会もできることになります。これは多くの人が回避しがちなことです。ローズを例に挙げます。ローズは2型糖尿病と診断された46歳の女性で、主治医が提案した生活習慣の改善をするための手助けを求めてわれわれのクリニックを訪れました。ローズが語るには、行動を変革することや、うまくできないことに関係したすべての「コマ」とともに自分の価値を生きることにコミットする準備ができたと感じている一方で、友人や家族に対し自分のコミットメントを公にすることができるとも思えないでいたのです。その理由を尋ねたとき、ローズは、友人や家族が自分の行いや食べたものすべてを評価するだろうと心配しており、「失敗した」個人的な瞬間が、他人の目にさらされることよって、自分の糖尿病にとって良くないことをしているというだけではなく、それとは反対方向に進むことにコミットすると公然と表明した後でもそんなことをしていると評価されることで、さらに悪くなってしまうのではないかと心配しているのだと話しました。

これを聞いたうえで、われわれはローズに、彼女が手にしている二つの選択肢、つまり友人や家族と話し合うか、話し合わないかの二つの選択肢のうち、どちらの方が役に立つと考えているのかを尋ねました。「役に立つ」という言葉は自分の価値を生きる手助けをしてくれるものを意味していることを心に留めておくよう念を押しました。ローズは、自分の価値を生きるための手助けという点で最も有効、もしくはためになりそうなことは、みんなに事実を話してその結果みんなが彼女を手助けできることだ、と答えました。ローズはまた、人生でかかわる人たちが自分のしようとしていることを知っていると自分がわかっていれば、道を踏み外さないでいる手助けになるだろうし、その結果みんなから悪い評価を受けるのも避けられるだろうと感じていました。これを受けて、周りの人たちと話し合うことで払う犠牲は何かと尋ねました。ローズはすぐさま、犠牲は特に自分が失敗したときに否定的な感情、恥ずかしさや困惑を感じなくてはならないことだと認めました。われわれがさらに質問を重ねようとすると、ローズは微笑んで、「私はまた分かれ道に立っています。そこでは、自分の価値が一つの方向に、否定的な感情をまったく感じないですむようにしたいという欲求がもう一つの方向に向かっているのです」と言いました。ローズは、友人や家族に話すことを選択する方が、自分の価値を生きるのに最も手助けになる方向だとわかっているので、自分の価値を生きることに一歩一歩近づくことを意味するのなら、友人や家族から受ける評価によって引き起こされるかもしれない否定的な感情もすべて進んで持ちます、と話しました。

◆サポートを見出し、サポートを受ける

あなたのコミットメントについて話すもう一つの方法は、あなたと同じような事柄で葛藤している他の人たちからサポートを受ける場を見つけることです。米国だけでも何百万人もの糖尿病患者がいますし、糖尿病とともに生きている他の人とのつながりを求めている人に向けたオンライン・ネットワークやコミュニティー資源が無数にあります。米国内外で糖尿病とともに生きる他の人たちとつながるための素晴らしい資源として、アメリカ糖尿病学会ウェブサイトがあります（www.diabetes.org）。しかしながら、このような資源に、どうやって接触するかということよりも、もっと頻繁に患者から尋ねられるのは、なぜそのような患者支援機関に接触することを考慮しなければならないのかという理由です。この問いの答えとしてわれわれがよく一番に挙げるのは、すべての人は同じではないので、ある人にとっては手助けになることが、他の人にとっては必ずしもそうでないかもしれないということです。覚えておいていただきたいのは、ここでの鍵は、あるものが自分の価値を生きるより良い手助けになるかどうかということで、役に立つかどうかということは一般に個々人によってそれぞれ決まるものだということです。

　しかしながら、糖尿病に罹患している他の人たちからサポートを受ける方法を見つけることが、価値に沿った人生の方向に進む手助けになるという人もいることにわれわれは気づきました。そう考える理由は、自分の糖尿病について友人や家族と話し合うことについて言及した第9章の議論に関連していま

す。糖尿病とともに生きている他の人たちは、あなたの体験や葛藤を理解し、あなたの置かれた状況に共感できるだけではなく、行動の原因としての理由というものにより懐疑的である傾向があり、バリアが乗り越えられないものであるかのように感じられるときでさえ、糖尿病をケアしていくうえで、あなたの手助けになりうる可能性が高いのです。

患者から、そういったグループは役に立つこともあるかもしれないが、そういったグループをストレスに感じる人もいるという声を聞くことがしばしばあります。その理由は、そういったグループのメンバーには自分よりももっと重篤な合併症に罹患している人がいるかもしれないし、直接会ったときやオンライン上でそのような合併症に気づいてしまうことは、コミュニティーから受けるサポートによって緩和される以上に強い恐れやストレスを喚起するからです。加えて、自分は実際好んでグループに参加する者ではなく、そういったグループは「糖尿病フリーク」や全生活をかけて自分の糖尿病のことばかり考えている人でいっぱいだと明言する患者にも出会ったことがあります。

繰り返しになりますが、あるものが役に立つかどうかという点にはかなり大きな個人差がありますが、その一方で、自分がどのようなタイプの人なのか、どのようなタイプの人がそのグループに所属しているのかや、何が手助けになって、何がならないのかについての思考や感情を回避したいがために、自分の価値に向かって進むためのサポート資源になる可能性があるものを拒絶しているということを、患者に向かって指摘することがよくあります。思考がそこにあるからといって、単純にそれらの思考を真実として受け取るのではなく、自分の体験が自分に語りかけることを近寄ってよく見るよう、われわれは患者を促します。しばしば、患者たちは後にこう言うようになります。「自分の体験を通して、自分の価値の方向へ前進している間も心配事を持っていられることをもう一度発見できたので、感謝していま す」

日々選択する

コミットし、それを維持していくためにもう一つ、鍵となるステップは、自分の価値の方向に向かって生き、コミットするために日々選択することです。そこには、あなたが自分の価値の方向へ進むことにコミットしているので、運動をしたくないという衝動が本当に強いときでさえ運動することを選択するといったことも含まれます。そして、あなたが昨日失敗したかどうかにかかわらず、価値の方向に前進することを選択し続けることができるのだということを心に留めておくことをも意味しているのです。選択することは、自分の足でウィリングになることと同様、完全に理解していなくてはできないことでは必ずしもなく、むしろ日々実行するものです。それが、自分の価値を完全に生きることにコミットするということなのです。

逆戻り

失敗や逆戻りを理解することは、長期間にわたってコミットし、それを維持していくことの重要な要素です。失敗は何度か起こることであり、あなたがコミットしようとしていることは必ずしも特定の結果ではなく、むしろ自分の価値に行動をガイドさせるプ、ロ、セ、スであるということを覚えておくことが大切です。ときには、自分の価値の方向ではなく、むしろ恐れや衝動を避ける方向に向かってしまうこともあるかもしれませんが、コミットメントとは、そのようなときにも気づいて、再度価値の方向へと自分を向かわせることなのです。

コミットメント・エクササイズ

われわれは「はじめに」で、この本を手に取ったことは、ただ存在している人生から、真に生きる人生へと向かって進むための最初の一歩となる、と述べました。その意味は、糖尿病の療養において（またその他の体験でも同じように）、価値によって方向づけられた人生にコミットするということです。このプロセスにおける最終作業は、それが人生の中であなたにどのような意味があるのかを完全に定義し、書き出すこと、そしてそれらの価値を生きることにコミットすることです。これを実行するためには、しばし時間をとって、あなたの最も重要な価値を生きることや自分の人生に意義を見出すことが、自分にとってどのような意味があるのかについて考えること、そして人生でそれらの価値を生きることに対するコミットメントを書き出すことです。

実際に自分のコミットメントを書き出す（できればあなたの糖尿病用ノートに）ことが重要である理由は、この「書く」という動作によって、あなたが自分の人生でコミットしたい方向がどの方向なのかをしっかりと定義することができるようになるとともに、書いたものが、後に振り返ってみるための確かな情報源となることです。また、書き出すことであなたの思考や恐れ、そしてコミットメントを言語化するのに実に役立ちますし、あなた自身が理解を深めるのを助け、他の人と自分の価値やコミットメントについて話し合う手助けになります。

コミットメントの形はさまざまかもしれませんが、ほとんどの人がコミットメントの書き出しを「私は…のような人生を生きることにコミットします」といった文で始め、その後に、自分の人生においてあなたが進みたいと思う方向の記述を続けます。このように書き出すことによって、わき上がってくる自分の思考や感情、特にあなたがこういった方向に自分の人生を生きるのを妨害するかのように感じられる思考や感情について、それにどのように対処したいと考えているかにも気づく手助けとなります。例えば、あなたは糖尿病とともにある健康的で満ち足りた人生を生きるために、運動療法や食事療法、血糖自己測定、そして薬物療法を通じて自分の糖尿病をケアすることにコミットすると書くかもしれませんし、友人や配偶者、家族を思いやり深く気遣うことによって、自分の人間関係を大切にすることにコミットしていると書くかもしれません。さらには、自分が進む方向を恐れや心配よりもむしろ価値によって決定することにコミットしているとか、恐れや心配といった感情を除去しようとすることではなく、それにただ気づけるように練習することにコミットしていると表明するかもしれません。

さて、あなたが何にコミットしたいのか、考えるための時間を少しとりましょう。それから、良い考えを思いついたら、どんな方向に向かって進むことにコミットするのか、あなたの価値やあなたにとっての意義深い人生とは何かを、可能な限り具体的に糖尿病用ノートに書き出してみましょう。

それから、あなたがそれらの価値に向かって前進するにつれて浮かんでくるつらい思考や感情に対して、何をすることにコミットするかを、書き出しましょう。

ここから前進する

この本の中で取り上げた情報やスキルは、あなたが糖尿病とともに素晴らしい人生を生きる手助けとなるようデザインされたものです。われわれはこれから先のあなたの人生が、すべての人生がそうであるように山あり谷ありだろうということを知っています。しかし、この本の中で描き出された枠組みによって、あなたが、つらく不快な感情も回避したり除去したりする必要なく体験するためのツールを手に入れ、自分の価値を、前進するためのガイドとして活用することができることをわれわれは願っています。覚えておいてください。あなたは日々さまざまなことを体験して、糖尿病とともに意義深い人生を生きることができるようになるのです。

まとめ

コミットメントには、あなたが抱いている価値を自分自身や他者に表明することと、その価値の方向へ進む約束をすることが含まれる。

つらい思考や感情が浮かんできて、あなたがコミットした方向へと進む道を邪魔するかもしれないが、糖尿病とともに素晴らしい人生を生きることへのコミットメントは、そのプロセスに対してなされるのであり、特定の結果に対してではない。

監訳者あとがき

糖尿病治療の隠された鍵

熊野宏昭

5年ほど前のある日のこと、私の目は糖尿病に対する耳慣れないカウンセリング治療の効果研究を扱った論文（Gregg et al, *Journal of Consulting and Clinical Psychology*, 75：336-343, 2007）に釘づけになっていました。その論文では、以下のような結果が報告されていたのです。

タイプ2糖尿病患者で、1日教育ワークショップに参加した81人を、7時間の患者教育のみを受ける群と、同様の患者教育を4時間とアクセプタンス&コミットメント・セラピー（ACT）を3時間受ける群にランダムに振り分け、介入効果を比較した。両群とも糖尿病の管理に関する教育を受けたが、ACT群ではさらに、糖尿病についての受け入れ難い考えや気持ちに対して、アクセプタンスとマインドフルネスのスキルを適用し、自分で価値があると思う生活を実現するために役に立つ治療行動に取り組むための方法を学んだ。その結果、3カ月後に、ACT群は教育群と比較して、糖尿病に対する理解度では有意差はなかったが、アクセプタンスとマインドフルネスのスキルや価値に基づいた行動を実践している率が高く、糖尿病のセルフケア行動（食事、運動、自己血糖測定）に対するアドヒアランスもよく、HbA1cがターゲット域（7％未満）に入っている人数も明らかに多かった。

この本の読者には、糖尿病患者さんやご家族、そしてそのケアに当たる医療関係者や対人援助職の方が多いと思いますので、この病気のコントロールがいかに大変かを繰り返す必要はないと思います。本書でも取り上げられているように、薬物療法も発展してきているのですが、それでも治療の中心は食事療法や運動療法など、患者さん自身が生活習慣をセルフコントロールすることです。ただ、「セルフ」コントロールとはいっても、病気になる前から十分に規則正しい生活を送っている人はほとんどいないため、以前から認知行動療法（CBT）と呼ばれるカウンセリング治療による支援が積極的に行われてきていました。そして、CBTによる治療は確かに効果があるのですが、通常の糖尿病管理教育と比較した12件の治療研究をまとめた報告では、治療直後にHbA1cを平均0・76％低下させるために10～11週間程度の介入を行うことが必要とされており、数カ月後のフォローアップ時にはその効果を維持することが難しいことも示唆されていました。それなのに、上記のACTの研究では、1回3時間のワークショップに参加するだけで、3カ月後にHbA1cが治療上の許容範囲に入っていた人数が（教育群：38人中10人↓／38人中9人、ACT群：43人中11人↓43人中21人）ずっと多かったのです！（ちなみに、ACT群のHbA1cの改善量は0・7%でした)。

そこで、この治療プログラムのことをさらに勉強してみたくなって探したところ、患者用マニュアルが出版されていることが分かり、早速入手して読んでみましたが、これまでのCBTとの違いに驚きました。それが皆さんが手にしている本書ということになります。それから私は、糖尿病患者さん以外に不安障害やうつ病などの患者さんも対象にしている自らのカウンセリング治療においても、ACTを積極的に使ってみるようにしました。その結果、確かに、とても大きな効果が比較的短時間で得られることが分かり、ぜひ本書を翻訳してわが国でも使えるようにしたいと考えました。ただ、本書の内容を見ていただくと分かるように、糖尿病に関しても最新の知識がふんだんに盛り込まれていたため、私だけでは翻訳することを難しく感じていました。そこに、糖尿病専門医として患者さんの心理的ケアの必要性を感じておられた峯山先生と出会い、さらに国立国際医療研究センター糖尿病研究連携部長の野田先生のご指導もいただけることになって実現したのが、今回の翻訳ということになります。

さて、ACTが教えてくれる糖尿病治療の隠された鍵とは何か? それは、実は多くの糖尿病患者さん、ご家族、医療関係者、対人援助職が迂回しても何とかなるかなと思っていた「糖尿病に対して持つネガティブな考えや気持ち」に対して心を開き(アクセプタンス)、自分の人生にとって何が大事だから治療に取り組むのかということを改めて考える作業(価値の明確化)を行い、気分が乗らないとしても先に進むための選択をしてそれを行動に移す(コミットメント)という、言われてしまえば実に真っ当な一連の作業だったのです。興味を持たれた患者さんは、ぜひ本書を熟読して、そこに書かれていることを、今日から日々の生活の中で実践してみていただければと思います。考えているだけでは何も変わりませんが、どんなに小さな行動であっても、それが自分にとっての価値の方向に沿っていれば、気がついたときには大きな変化を生み出していることでしょう。また、ご家族や医療関係者、対人援助職の方々も、本書の中に、自らの体験を回避しないで、方向性を持って今を生きることの大きな効用を発見していただけるものと思います。

かつて書かれざる糖尿病の側面

野田光彦

糖尿病の患者さんに心理的葛藤が多いことは近年大いに知られるようになってきており、私自身も関心をもっていたが、これについて私は二つの問題を感じていた。第一に、糖尿病の心理的側面に関して書物や講演などで様々に取り上げられているものの、その背景に客観的なデータが存在し、かつ、それらによって裏付けられる確固たるエビデンス（実証）があるのかという点である。そして第二に、そのような心理的課題が糖尿病患者さんにあるとした場合、それへ対処しうる広く一般化可能な解決策、ないしは客観性のある対応手段が提供されうるのであろうか、という点であった。

第一の問題点については、近年、世界的に種々の調査や報告がなされ、糖尿病の心理的側面に関する客観的な裏打ちが形成されてきたといえるであろうし、私たちも、身近な調査によって、わが国でのこの方面の現状を提示しうる確実な基礎データを得ようとしている。一方で、第二の問題点に関しては、所謂コツや極意でない、言い換えれば誰もが実践しうる対処手法というものがあるのか、この点に関して私は、当初甚だ懐疑的であった。

そんな折に、現在早稲田大学にいらっしゃる熊野宏昭先生（その当時は東京大学にご在職）の知遇を得、アクセプタンス&コミットメント・セラピーをご紹介頂き、なるほどと卒然合点がいった次第である。詳細は本書を手に取って頂くことによりご納得頂けると思うが、客観的に、かつ誰もが得心して実行しうる自己介入手法により糖尿病治療への道筋の付け方を提示している点がかつてないものであり、実に腑に落ちた。当時、本書の翻訳に乗り出されようとしていた熊野先生のご意思に賛同し、そのことにより本書の監訳（臨床的側面からの）を熊野先生から仰せつかり、結果、慣れぬ分野の英文にときに呻吟する日々を過ごすことと相成ったのである。

私はもとより臨床家であり、本書の監訳に際しては、上述のように糖尿病臨床の側面からこれを行わせて頂いた。本書の原文の記述は米国での糖尿病臨床の現状に基づいており、日本の糖尿病診療の実情と異なるところもあったが、米国と日本での状況の違いがある場合には、原文の流れを重視しつつ、私と同じく糖尿病専門医である峯山智佳さんにもみて頂きながら、日本の実情に合わせて、支障のない範囲で記載を変更した。また、原著には記載がない（原著が執筆された当時まだ上市されていなかったため）ものの、経口血糖降下薬として現在広く用いられるようになってきているDPP-4阻害薬についても追記しているが、薬物療法の詳細については他書を参照されたい。

長い道のりを歩んでこられ、今後もその営みを続けられるであろう糖尿病の患者さんたち、本書が、そういった糖尿病を持つ方々の行く手を照らすよすがとなることを祈念しつつ、監訳者としての言葉を擱筆したい。

pants with impaired glucose tolerance. *New England Journal of Medicine* 344:1343–50.

(28) UK Prospective Diabetes Study Group. 1998. Intensive blood-glucose control with sulphonylureas or insulin compared with conventional treatment and risk of complications in patients with type 2 diabetes (UKPDS 33). *Lancet* 352:837-53.

(29) Vitaliano, P. P., J. M. Scanlan, J. Zhang, M. V. Savage, I. B. Hirsch, and I. C. Siegler. 2002. A path model of chronic stress, the metabolic syndrome, and coronary heart disease. *Psychosomatic Medicine* 64:418–35.

(20) Nevin, J. A., C. Mandell, and J. R. Atak. 1983. The analysis of behavioral momentum. *Journal of the Experimental Analysis of Behavior* 39:49-59.

(21) Pate, R. R., M. Pratt, S. N. Blair, W. L. Haskell, C. A. Macera, C. Bouchard, D. Buchner, W. Ettinger, G. W. Heath, and A. C. King. 1995. Physical activity and public health: A recommendation from the Centers for Disease Control and Prevention and the American College of Sports Medicine. *Journal of the American Medical Association* 273:402-7.

(22) Rosamond, W., K. Flegal, G. Friday, K. Furie, A. Go, K. Greenlund, N. Haase, M. Ho, V. Howard, B. Kissela, S. Kittner, D. Lloyd-Jones, M. McDermott, J. Meigs, C. Moy, G. Nichol, C. J. O'Donnell, V. Roger, J. Rumsfeld, P. Sorlie, J. Steinberger, T. Thom, S. Wasserthiel-Smoller, and Y. Hong. 2007. Heart disease and stroke statistics—2007 update: A report from the American Heart Association Statistics Committee and Stroke Statistics Subcommittee. *Circulation* 115:e69-e171.

(23) Rubin, R. R., and M. Peyrot. 1992. Psychosocial problems and interventions in diabetes: A review of the literature. *Diabetes Care* 15:1640-57.

(24) Stern, L., N. Iqbal, P. Seshadri, K. L. Chicano, D. A. Daily, J. McGrory, M. Williams, E. J. Gracely, and F. F. Samaha. 2004. The effects of low-carbohydrate versus conventional weight loss diets in severely obese adults: One-year follow-up of a randomized trial. *Annals of Internal Medicine* 140:778-85.

(25) Stewart, K. J. 2002. Exercise training and the cardiovascular consequences of type 2 diabetes and hypertension: Plausible mechanisms for improving cardiovascular health. *Journal of the American Medical Association* 288:1622-31.

(26) Temelkova-Kurktschiev, T. S., C. Koehler, E. Henkel, W. Leonhardt, K. Fuecker, and M. Hanefeld. 2000. Postchallenge plasma glucose and glycemic spikes are more strongly associated with atherosclerosis than fasting glucose or HbA_{1C} level. *Diabetes Care* 23:1830-34.

(27) Tuomilehto, J., J. Lindstrom, J. G. Eriksson, T. T. Valle, H. Hamalainen, P. Ilanne-Parikka, S. Keinanen-Kiukaanniemi, M. Laakso, A. Louheranta, M. Rastas, V. Salminen, and M. Uusitupa. 2001. Finnish Diabetes Prevention Study Group: Prevention of type 2 diabetes mellitus by changes in lifestyle among partici-

（8）Gregg, J. A., G. M. Callaghan, S. C. Hayes, and J. L. Glenn-Lawson. Forthcoming. Improving diabetes self-management through acceptance, mindfulness, and values: A randomized controlled trial. *Journal of Consulting and Clinical Psychology.*

（9）Hardy, R. R. 2000. *ZenMaster: Practical Zen by an American for Americans.* Tucson, AZ: Hats Off Books.

（10）Hayes, S. C., and S. Smith. 2005. *Get Out of Your Mind and Into Your Life.* Oakland, CA: New Harbinger Publications.

（11）Hayes, S. C., K. D. Strosahl, and K. G. Wilson. 1999. *Acceptance and Commitment Therapy: An Experiential Approach to Behavior Change.* New York: Guilford Press.

（12）Hollon, S. D., R. J. DeRubeis, R. C. Shelton, J. D. Amsterdam, R. M. Salomon, J. P. O'Reardon, M. L. Lovett, P. R. Young, K. L. Haman, B. B. Freeman, and R. Gallop. 2005. Prevention of relapse following cognitive therapy vs. medications in moderate to severe depression. *Archives of General Psychiatry* 62:417-42.

（13）Jacobson, N. S., C. R. Martell, and S. Dimidjian. 2001. Behavioral activation treatment for depression: Returning to contextual roots. *Clinical Psychology: Science and Practice* 8(3):255-70.

（14）Jahromi, M. M., and G. S. Eisenbarth. 2006. Genetic determinants of type 1 diabetes across populations. *Annals of the New York Academy of Sciences* 1079:289-99.

（15）Lee, W. L., A. M. Cheung, D. Cape, and B. Zinman. 2000. Impact of diabetes on coronary artery disease in women and men: A meta-analysis of prospective studies. *Diabetes Care* 23:962-68.

（16）Lewinsohn, P. M., R. F. Muñoz, M. A. Youngren, and M. A. Zeiss. 1986. *Control Your Depression.* Englewood Cliffs, NJ: Prentice-Hall.

（17）Lovejoy, J. C. 2002. The influence of dietary fat on insulin resistance. *Current Diabetes Reports* 2:435–40.

（18）Martell, C. R., M. E. Addis, and N. S. Jacobson. 2001. *Depression in Context: Strategies for Guided Action.* New York: W. W. Norton.

（19）Mason, N. J., A. J. Jenkins, J. D. Best, and K. G. Rowley. 2006. Exercise frequency and arterial compliance in non-diabetic and type 1 diabetic individuals. *European Journal of Cardiovascular Prevention and Rehabilitation* 13:598-603.

文献

（1）American Psychiatric Association. 2000. *Diagnostic and Statistical Manual of Mental Disorders*. 4th ed. Washington, DC: American Psychiatric Association.

（2）Bird, C. E., A. Fremont, S. Wickstrom, A. S. Bierman, and E. McGlynn. 2003. Improving women's quality of care for cardiovascular disease and diabetes: The feasibility and desirability of stratified reporting of objective performance measures. *Women's Health Issues* 13:150-57.

（3）Centers for Disease Control and Prevention. 2005. *National Diabetes Fact Sheet: General Information and National Estimates on Diabetes in the United States, 2005*. Atlanta, GA: Department of Health and Human Services, Centers for Disease Control and Prevention.

（4）Clark, D. M., S. Ball, and D. Pape. 1991. An experimental investigation of thought suppression. *Behaviour Research and Therapy* 29:253-57.

（5）Cowie, C. C., K. F. Rust, D. D. Byrd-Holt, M. S. Eberhardt, K. M. Flegal, M. M. Engelgau, S. H. Saydah, D. E. Williams, L.S. Geiss, and E. W. Gregg. 2006. Prevalence of diabetes and impaired fasting glucose in adults in the U.S. population: National Health and Nutrition Examination Survey 1999–2002. *Diabetes Care* 29:1263–68.

（6）Diabetes Control and Complications Trial Research Group. 1993. The effect of intensive treatment of diabetes on the development and progression of long-term complications in insulin-dependent diabetes mellitus. *New England Journal of Medicine* 329:977-86.

（7）Fox, C. S., S. Coady, P. D. Sorlie, D. Levy, J. B. Meigs, R. B. D'Agostino Sr., P. W. Wilson, and P. J. Savage. 2004. Trends in cardiovascular complications of diabetes. *Journal of the American Medical Association* 292:2495-99.

な

は

ま

や

ら

さ

た

索　引

■著者紹介

ジェニファー・A・グレッグ（Jennifer A. Gregg, Ph.D.）

カルフォルニア州のサンノゼ州立大学心理学部准教授、臨床心理士。ネバダ州立大学リノ校でPhDを取得し、カリフォルニア州パロアルトにある退役軍人病院で大学院在学中及びポスドクのトレーニングを受けた。慢性疾患や末期疾患、ACTの適用、プライマリケアでの精神障害の治療などの分野で、多くの論文を執筆している。教育、スーパーバイズ、研究活動に加えて、サンフランシスコのベイエリアで、ACTの個人開業とトレーニングを行っている。

グレン・M・キャラハン（Glenn M. Callaghan, Ph.D.）

サンノゼ州立大学心理学部教授、Association for Behavioral and Cognitive Therapies, Western Psychological Associationのメンバー。機能分析心理療法と機能的アセスメント法の専門家である。心理療法プロセスと心理的苦悩のアセスメントへの代替的アプローチ法の分野で多くの論文を出版している。

スティーブン・C・ヘイズ（Steven C. Hayes, Ph.D.）

ネバダ州立大学リノ校心理学科教授（Foundation Professor）。350編を越す論文や『ACTをはじめる』（武藤崇ほか訳）、『Relational Frame Theory』を含む多数の本の著者である。Association for Behavioral and Cognitive Therapiesの元会長であり、世界中でACTのトレーニングを行うとともに、何百人もの大学院生のトレーニングのスーパーバイズを行ってきた。

■監訳者略歴

熊野宏昭（くまの　ひろあき）
1960年、石川県生まれ。1985年、東京大学医学部卒。東京大学大学院医学系研究科ストレス防御・心身医学（東京大学心療内科）助教授（2007年4月より准教授）などを経て、2009年4月から、早稲田大学人間科学学術院教授。心身症、摂食障害、パニック障害などを対象に、薬物療法や面接治療に加え、リラクセーション、認知行動療法、アクセプタンス&コミットメント・セラピー（ACT)、マインドフルネスなどの行動医学的技法を積極的に用いている。著書に、『マインドフルネスそしてACTへ——二十一世紀の自分探しプロジェクト』（星和書店)、『ストレスに負けない生活』（ちくま新書)、『新世代の認知行動療法』（日本評論社)、訳書に『ACT（アクセプタンス&コミットメント・セラピー）をまなぶ』（星和書店／共監訳)、などがある。

野田光彦（のだ　みつひこ）
1954年，岐阜県生まれ。1976年，東京大学工学部卒。1978年，東京大学大学院工学系研究科修士課程修了。1984年，東京大学医学部卒。自治医科大学総合医学第一講座・内分泌代謝学講座助手，東京大学医学部附属病院糖尿病・代謝内科助手，朝日生命糖尿病研究所主任研究員，虎の門病院内分泌代謝科部長などを経て，2005年8月から，国立国際医療（研究）センター部長。糖尿病を中心に，内分泌代謝疾患の診療に従事するとともに，この分野の臨床研究，疫学研究を行う。著書に，『糖尿病　正しい治療がわかる本』（法研)，『糖尿病「進化」がもたらすもの』（小学館／監修)，『コーヒーの医学』（日本評論社／編著)，『新検査のすべてがわかる本　健康診断と検査結果を生かす』（時事通信出版局／編著)，などがある。

■訳者一覧

熊野宏昭（監訳者略歴参照）

野田光彦（監訳者略歴参照）

杉山雄大（すぎやま　たけひろ）
国立国際医療研究センター病院　糖尿病・代謝・内分泌科 フェロー
（第 7 章担当）

後藤麻貴（ごとう　まき）
国立国際医療研究センター糖尿病研究センター　糖尿病研究部 研究員
（第 8 章担当）

財部大輔（たからべ　だいすけ）
東京都保健医療公社 多摩北部医療センター　内分泌・代謝内科 医員
（第 10 章担当）

岡本将英（おかもと　まさひで）
国立国際医療研究センター病院　糖尿病・代謝・内分泌科 フェロー
（第 11 章担当）

峯山智佳（みねやま　ともか）
国立国際医療研究センター国府台病院　内科　糖尿・内分泌代謝科外来
医員
（全般）

糖尿病をすばらしく生きるマインドフルネス・ガイドブック
—ACT によるセルフヘルプ・プログラム—

2013 年 7 月 19 日　初版第 1 刷発行

著　　者　ジェニファー・A・グレッグ，グレン・M・キャラハン，
　　　　　スティーブン・C・ヘイズ
監 訳 者　熊野宏昭，野田光彦
発 行 者　石 澤 雄 司
発 行 所　株式会社 星　和　書　店
　　　　　〒 168-0074　東京都杉並区上高井戸 1-2-5
　　　　　電 話　03（3329）0031（営業部）／03（3329）0033（編集部）
　　　　　FAX　03（5374）7186（営業部）／03（5374）7185（編集部）
　　　　　http://www.seiwa-pb.co.jp

　ISBN978-4-7911-0850-3